"十四五"职业教育国家规划教材

国家卫生健康委员会"十三五"规划教材
全国高职高专学校教材

供口腔医学、口腔医学技术专业用

# 口腔医学美学

## 第4版

主　编　于海洋　胡荣党

副主编　张华坤　周　芳　王　丽

编　者（以姓氏笔画为序）

于海洋　四川大学

王　丽　甘肃卫生职业学院

王　杭　四川大学

张华坤　黔东南民族职业技术学院

张保荣　中国医科大学航空总医院

张凌琳　四川大学

周　芳　西安医学院

胡荣党　温州医科大学

徐　屹　四川大学

彭书海　厦门医学院

人民卫生出版社
·北京·

# 版权所有，侵权必究！

**图书在版编目（CIP）数据**

口腔医学美学/于海洋，胡荣党主编. —4版. —
北京：人民卫生出版社，2021.10（2025.4重印）
"十三五"全国高职高专口腔医学和口腔医学技术专
业规划教材
ISBN 978-7-117-31494-7

Ⅰ. ①口… Ⅱ. ①于…②胡… Ⅲ. ①口腔科学－医
学美学－高等职业教育－教材 Ⅳ. ①R783

中国版本图书馆 CIP 数据核字（2021）第 075667 号

| | | |
|---|---|---|
| 人卫智网 | www.ipmph.com | 医学教育、学术、考试、健康，购书智慧智能综合服务平台 |
| 人卫官网 | www.pmph.com | 人卫官方资讯发布平台 |

## 口腔医学美学
### Kouqiang Yixue Meixue
第 4 版

主　　编：于海洋　　胡荣党
出版发行：人民卫生出版社（中继线 010-59780011）
地　　址：北京市朝阳区潘家园南里 19 号
邮　　编：100021
E - mail：pmph @ pmph.com
购书热线：010-59787592　010-59787584　010-65264830
印　　刷：人卫印务（北京）有限公司
经　　销：新华书店
开　　本：787 × 1092　1/16　印张：13
字　　数：316 千字
版　　次：2003 年 8 月第 1 版　　2021 年 10 月第 4 版
印　　次：2025 年 4 月第 9 次印刷
标准书号：ISBN 978-7-117-31494-7
定　　价：60.00 元

打击盗版举报电话：010-59787491　E-mail：WQ @ pmph.com
质量问题联系电话：010-59787234　E-mail：zhiliang @ pmph.com

# 出 版 说 明

　　为了培养合格的口腔医学和口腔医学技术专业人才,人民卫生出版社在卫生部(现国家卫生健康委员会)、教育部的领导支持下,在全国高职高专口腔医学和口腔医学技术专业教材建设评审委员会的指导组织下,2003年出版了第一轮全国高职高专口腔医学和口腔医学技术专业教材,并于2009年、2015年分别推出第二轮、第三轮本套教材,现隆重推出第四轮全国高职高专口腔医学和口腔医学技术专业教材。

　　本套教材出版近20年来,在我国几代具有丰富临床和教学经验、有高度责任感和敬业精神的专家学者与人民卫生出版社的共同努力下,我国高职高专口腔医学和口腔医学技术专业教材实现了从无到有、从有到精和传承创新,教材品种不断丰富,内容结构不断优化,纸数融合不断创新,形成了遵循职教规律、代表职教水平、体现职教特色、符合培养目标的立体化教材体系,在我国高职高专口腔医学和口腔医学技术专业教育中得到了广泛使用和高度认可,为人才培养做出了巨大贡献,并通过教材的创新建设和高质量发展,推动了我国高职高专口腔医学和口腔医学技术教育的改革和发展。本套教材第三轮的13种教材中有6种被评为教育部"十二五"职业教育国家规划立项教材,全套13种为国家卫生和计划生育委员会"十二五"规划教材,成为我国职业教育重要的精品教材之一。

　　教材建设是事关未来的战略工程、基础工程,教材体现了党和国家的意志。人民卫生出版社紧紧抓住深化医教协同全面推动医学教育综合改革的历史发展机遇期,以规划教材创新建设,全面推进国家级规划教材建设工作,服务于医改和教改。为贯彻落实《医药卫生中长期人才发展规划(2011—2020年)》《国务院关于加快发展现代职业教育的决定》等文件精神要求,人民卫生出版社于2018年就开始启动第四轮高职高专口腔医学和口腔医学技术专业教材的修订工作,通过近1年的全国范围调研、论证和研讨,形成了第四轮教材修订共识,组织了来自全国25个省(自治区、直辖市)共计52所院校及义齿加工相关企业的200余位专家于2020年完成了第四轮全国高职高专口腔医学和口腔医学技术专业教材的编写和出版工作。

　　本套教材在坚持教育部职业教育"五个对接"的基础上,进一步突出口腔医学和口腔医学技术专业教育和医学教育的"五个对接":和人对接,体现以人为本;和社会对接;和临床过程对接,实现"早临床、多临床、反复临床";和先进技术与手段对接;和行业准入对接。注重提高学生的职业素养和实际工作能力,使学生毕业后能独立、正确处理与专业相关的临床常见实际问题。

本套教材修订特点：

**1. 国家规划** 教材编写修订工作是在国家卫生健康委员会、教育部的领导和支持下，由全国高等医药教材建设研究学组规划，全国高职高专口腔医学和口腔医学技术专业教材建设评审委员会审定，全国高职高专口腔医学和口腔医学技术专业教学一线的专家学者编写，人民卫生出版社高质量出版。

**2. 课程优化** 教材编写修订工作着力健全课程体系、完善课程结构、优化教材门类，本轮修订首次将口腔医学专业教材和口腔医学技术专业教材分两个体系进行规划编写，并新增了《口腔基础医学概要》《口腔修复工艺材料学》《口腔疾病概要》3种教材，全套教材品种增至17种，进一步提高了教材的思想性、科学性、先进性、启发性、适用性（"五性"）。本轮2套教材目录详见附件一。

**3. 体现特色** 随着我国医药卫生事业和卫生职业教育事业的快速发展，高职高专医学生的培养目标、方法和内容有了新的变化，修订紧紧围绕专业培养目标，结合我国专业特点，吸收新内容，突出专业特色，注重整体优化，以"三基"（基础理论、基本知识、基本技能）为基础强调技能培养，以"五性"为重点突出适用性，以岗位为导向、以就业为目标、以技能为核心、以服务为宗旨，充分体现职业教育特色。

**4. 符合规律** 在教材编写体裁上注重职业教育学生的特点，内容与形式简洁、活泼；与职业岗位需求对接，鼓励教学创新和改革；兼顾我国多数地区的需求，扩大参编院校范围，推进产教融合、校企合作、工学结合，努力打造有广泛影响力的高职高专口腔医学和口腔医学技术专业精品教材，推动职业教育的发展。

**5. 创新融合** 为满足教学资源的多样化，实现教材系列化、立体化建设，本套教材以融合教材形式出版，纸质教材中包含实训教程。同时，将更多图片、PPT以及大量动画、习题、视频等多媒体资源，以二维码形式印在纸质教材中，扫描二维码后，老师及学生可随时在手机或电脑端观看优质的配套网络资源，紧追"互联网+"时代特点。

**6. 职教精品** 为体现口腔医学和口腔医学技术实践和动手特色，激发学生学习和操作兴趣，本套教材将双色线条图、流程图或彩色病例照片以活泼的版面形式精美印刷。

为进一步提高教材质量，请各位读者将您对教材的宝贵意见和建议**发至"人卫口腔"微信公众号（具体方法见附件二）**，以便我们及时勘误，同时为下一轮教材修订奠定基础。衷心感谢您对我国口腔医学高职高专教育工作的关心和支持。

人民卫生出版社

2020 年 5 月

## 附件一 本轮口腔医学和口腔医学技术专业 2 套教材目录

| 口腔医学专业用教材（共 10 种） | 口腔医学技术专业用教材（共 9 种） |
|---|---|
| 《口腔设备学》(第 2 版) | 《口腔设备学》(第 2 版) |
| 《口腔医学美学》(第 4 版) | 《口腔医学美学》(第 4 版) |
| 《口腔解剖生理学》(第 4 版) | 《口腔基础医学概要》 |
| 《口腔组织病理学》(第 4 版) | 《口腔修复工艺材料学》 |
| 《口腔预防医学》(第 4 版) | 《口腔疾病概要》 |
| 《口腔内科学》(第 4 版) | 《口腔固定修复工艺技术》(第 4 版) |
| 《口腔颌面外科学》(第 4 版) | 《可摘局部义齿修复工艺技术》(第 4 版) |
| 《口腔修复学》(第 4 版) | 《全口义齿工艺技术》(第 4 版) |
| 《口腔正畸学》(第 4 版) | 《口腔工艺管理》(第 2 版) |
| 《口腔材料学》(第 4 版) | |

## 附件二 "人卫口腔"微信公众号

"人卫口腔"是人民卫生出版社口腔专业出版的官方公众号，将及时推出人卫口腔专培、住培、研究生、本科、高职、中职近百种规划教材、配套教材、创新教材和 200 余种学术专著、指南、诊疗常规等最新出版信息。

1. 打开微信，扫描右侧"人卫口腔"二维码并关注"人卫口腔"微信公众号。
2. 请留言反馈您的宝贵意见和建议。

注意：留言请标注"口腔教材反馈 + 教材名称 + 版次"，谢谢您的支持！

# 第三届全国高职高专口腔医学和口腔医学技术专业教材建设评审委员会名单

主 任 委 员　马　莉　唐山职业技术学院

副主任委员　于海洋　四川大学　　　　　　　　胡砚平　厦门医学院

## 口腔医学组

组　　　长　胡砚平　厦门医学院

委　　　员（以姓氏笔画为序）

马永臻　山东医学高等专科学校　　　李水根　厦门医学院

马惠萍　开封大学　　　　　　　　　李晓军　浙江大学

王　荃　昆明医科大学　　　　　　　宋晓陵　南京医科大学

左艳萍　河北医科大学　　　　　　　张清彬　广州医科大学

吕俊峰　苏州卫生职业技术学院　　　赵信义　空军军医大学

杜礼安　唐山职业技术学院　　　　　顾长明　唐山职业技术学院

李　月　深圳职业技术学院　　　　　麻健丰　温州医科大学

## 口腔医学技术组

组　　　长　于海洋　四川大学

委　　　员（以姓氏笔画为序）

马玉宏　黑龙江护理高等专科学校　　项　涛　四川大学

吕广辉　赤峰学院　　　　　　　　　赵　军　日进齿科材料（昆山）

任　旭　黑龙江护理高等专科学校　　　　　　有限公司

杜士民　开封大学　　　　　　　　　胡荣党　温州医科大学

李长义　天津医科大学　　　　　　　葛秋云　河南护理职业学院

李新春　开封大学　　　　　　　　　蒋　菁　唐山职业技术学院

陈凤贞　上海医学高等专科学校　　　潘　灏　苏州卫生职业技术学院

岳　莉　四川大学

秘 书 长　刘红霞　人民卫生出版社

秘　　　书　方　毅　人民卫生出版社　　　　查彬煦　人民卫生出版社

# 前　言

随着人民生活水平的提高，人们对口腔健康的追求不再局限于没有"痛苦和缺损"和简单的美学需求，不少患者对容貌美、个性美等提出了更高的需求。因此，对口腔医学美学的研究和学习，也得到了更多口腔临床医师和技师们的关注。

口腔医学美学的理论和技术不仅涵盖了口腔修复学、牙体牙髓病学、颌面外科学、牙周病学、修复工艺学等各口腔医学的主要分支学科，同时又有其自身的特点。从学科发展史上看，口腔医学美学是口腔医学中的一门新兴学科，它与其他主要研究人体口腔的生理、病理及治疗方式的口腔医学学科不同，它是以研究口腔颌面部的美学规律、探究美学发展趋势及美学治疗方法为主。学习口腔医学美学，也可以让我们从一个全新的角度梳理口腔医学的新发展脉络。

本次再版是根据主编人会议精神，广泛征集了各院校相关一线专家和教师的意见及建议，并结合近年来国内外口腔医学美学相关理论、治疗实践趋势进行的。随着口腔医学美学技术的不断更新发展，本版与时俱进地在内容上进行了较大范围的更新。本版的章节可以划分为口腔医学美学理论基础与临床实践两大部分。在介绍理论基础的第一至第三章，本版创新性地将医学美学概论与口腔医学美学概论独立分为第一、二两章节，梳理概括了两者之间的异同。在介绍临床实践的第四至第十一章中，由于"形、色、心"三要素是口腔医学美学治疗的基础，围绕"心"要素的内容学习尤为重要，尤其是对患者心理因素的评估及相关风险的防范，因此在口腔美学修复章节，本版加入了口腔美学修复医疗纠纷的防范及风险评估的内容。随着数字化技术在口腔美学治疗中的广泛、深入应用，本版紧跟时代，在口腔修复体仿真制作技术章节重点着墨于 CAD/CAM 制作方式的不同美学修复材料、修复设计、修复体类型及其制作技术等内容。在口腔美容保健章节，除了强调口腔保健对容貌美学的重要性外，本版还根据对象不同将保健分为普通人群的口腔保健和特殊人群的口腔保健等，使学生能够在临床实际运用中更加明确不同情况下的治疗原则。

口腔医学美学是一门新兴的口腔交叉学科，也是正在蓬勃发展的学科。随着社会经济的不断发展，人们对口腔美学需求的不断增加，口腔医师及技师也需要越来越多的口腔医学美学知识。相信本书一定能够为我国的口腔医学美学高等教育事业的发展作出应有的贡献。

衷心感谢第 1 版、第 2 版、第 3 版和本版编委们对《口腔医学美学》的认真工作和无私付出！为了进一步提高本书的质量以供再版时修改，因而诚恳地希望各位读者、专家提出宝贵的意见。

于海洋

2021 年 9 月于华西坝

# 目 录

# 第一章 医学美学概论

01章

 **学习目标**

**口腔医学专业**

1. 掌握：美的基本概念；形式美的概念和基本规律。

2. 熟悉：美的基本范畴；美感与审美；医学人体美的特点。

3. 了解：美容医学的学科特点。

**口腔医学技术专业**

1. 掌握：形式美的概念和基本规律。

2. 熟悉：美的基本范畴；医学人体美的特点。

3. 了解：医学人体美的特点。

## 一、美学基础

美学是一门研究美的本质，美感产生的原理和规律以及审美实践活动的学科。美学既是哲学的一个分支，也和心理学密切相关。

### （一）美的基本概念

美是普遍存在于人类的本能追求。只要有人类存在的地方就存在各种形式的审美活动。美的含义十分广泛，从不同的出发点以不同角度观察，美有多种不同的解释和定义。

18世纪，德国著名哲学家鲍姆嘉通在《诗的哲学沉思》中首先提出了美的概念，用意为"对感官的感受"的"Aesthetica"来表示美学，强调了美是一种感受，是人类对感性认识的完善，更加深入地阐明了美的本质。并在之后的研究中对美学研究对象和审美过程做出了系统、深入的探讨。1750年，鲍姆嘉通的专著《美学》第一卷的出版，标志着美学作为一门独立的学科正式形成，而鲍姆嘉通则被国际社会公认为"美学之父"。按人的不同心理需求，美可以分成两个层次：一是满足人的基本生理需求、满足社会和情感需求的感性美。二是满足人对真理追求、对自我价值的实现的理性美。

1. 美的基本范畴　按心理体验，美可以归纳为崇高、优美、悲剧、喜剧四种形式。

（1）崇高：崇高是审美对象的形象、内涵或精神等给予审美主体激励、崇尚、敬佩等强烈的美的体验。崇高的审美对象主要以充实而高大为特点，体现巨大的力量。自然界的崇

1

高,体现在人与自然互动过程中体验到的震撼、令人惊叹的自然现象。社会生活中的崇高,体现在社会活动中出现的让人赞叹、感动和敬佩等值得学习的各种精神;体现在与困难、邪恶斗争的精神;在挫折中顽强拼搏的精神等。艺术中的崇高,是通过艺术手段将自然界中的崇高和社会中的崇高加工、整理后,得到崇高的艺术形象。

(2)优美:优美是审美对象和审美主体间的一种和谐关系。心理感觉主要为轻松、柔和、舒适等相对较平静的情绪体验。如诗人描述的"小荷才露尖尖角,早有蜻蜓立上头"(图1-1)所表达的意境;又如芭蕾舞剧演员,以曼妙的身姿作出各种优雅的屈伸、旋转等舞蹈动作等(图1-2)。

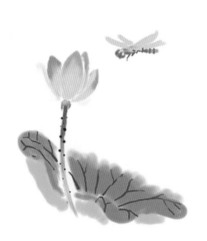

图1-1　诗人所表达的优美意境

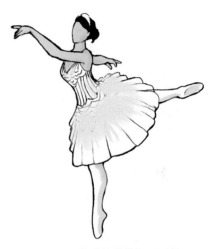

图1-2　优雅的芭蕾舞蹈动作

(3)悲剧:悲剧是令人伤感的美。它区别于日常生活中的不幸和惨剧,只有当这些不幸的事情发生时,其所涉及的人或事中出现了让人感动、共鸣或震撼等具有认同属性的情感因素时,才具有美学意义上的审美价值。悲剧的美给人的心理体验类似于崇高的美,它让人精神振作、奋发向上、化悲痛为力量,从而引起美感愉悦。艺术家将现实生活中的悲剧提炼、升华,创作出了无数让人感动的戏剧、小说、电影、电视等文化作品:如元代纪君祥的著作《赵氏孤儿》等。

(4)喜剧:喜剧是令人发笑的美。喜剧的形式包括滑稽与幽默等。滑稽是通过简单的动作或表情让人直接发笑;幽默则是通过一定的语言或肢体语言表现出一段完整的让人发笑的情节内容。喜剧最典型的形式是艺术中的喜剧、漫画、小品及相声等,最直接的效果就是让人发笑而产生单纯的快乐体验。它也可以通过讽刺和自嘲表达批判、自省,从而显示对美的追求。喜剧艺术有两种主要的表现形式:讽刺性喜剧和歌颂性喜剧,人们或通过对生活中的丑、恶进行嘲笑、讽刺表达批判,或通过对自身缺点的自嘲表达自身对理想的追求和对勇敢、智慧和力量等美的素质的向往。

2. 美的基本形态　美的形态丰富多彩、无处不在,它广泛存在于人类社会和思想意识中。按美涉及的领域可将美分为自然美、社会美、艺术美、科技美四种形态。

(1)自然美:自然美是指各种自然事物(未加工的或已加工的)呈现出来的美。自然美可以是大的自然环境,如身处辽阔的草原、一望无垠的大海及奇异的山峰都使人感到心旷神怡。自然美也可以是微小的生物体，如漂亮的蝴蝶、盛开的花朵都让人觉得美丽动人。经过人类社会实践直接加工改造的自然美形态，即人在一定时间和空间内按照其自身的需要而营造出来的自然景物，仍然保持着自然美的特色。如苏州拙政园中的假山等。自然美并不是一成不变的，同一自然事物在不同历史时代、不同种族国家，乃至不同性别年龄的人的眼中，呈现出的美都是不一样的。

（2）社会美：社会美是一种内容美，其本质是"善"。人类在长期的社会实践过程中，积淀出各种善良、可贵、高尚的行为美，这些美让人们感受到精神上的愉悦体验，诸如互助互爱、受人尊敬等，美的行为得到美的结果。评价社会美的标准，不仅看它是否使人感觉愉悦，而且要看是否符合大多数人的需要、目的和利益，是否有利于社会向前发展。

（3）艺术美：艺术美是指将现实生活中的美按照一定的审美观点、审美思想进行加工、总结、概括、取其精髓，提炼出美的规律，然后将其应用到各种艺术作品和艺术创作中。艺术美来源于现实，但却高于现实，经过创作、提炼后的艺术美更加鲜明、理想化。

（4）科技美：包括科学美和技术美。

科学美表现在人类对万物运行、社会发展规律等真理的追求和探索，在求真过程中出现的各学科知识、研究方法、思维形式以及研究结果都是美。这是一种理性美，充分显示了人类最崇高的理性和智慧。技术美表现在人类通过应用科学发明和创造改善人类生存环境、生活体验等。如互联网、人工智能、大数据、云计算，又如手工义齿制作到数字化3D打印制造技术等，这些技术的应用极大地改善了人类的生活质量，这正是技术美的直接体现。

3. **形式美**　形式美是指构成事物的外在自然属性及其组合规律呈现出来的审美特征。

（1）形式美的感性因素：包括色彩、形体及声音。

1）色彩：色彩是不同波长的光波辐射在人眼中所产生的不同主观感觉。人眼所能看到的光波波长由长到短依次是红、橙、黄、绿、青、蓝、紫七种基本颜色。红、橙等颜色又称暖色系，青、蓝等则是冷色系。特定的色彩可以给人以特定的审美感受。总体上暖色系可以调动、激发人的情绪，而冷色系则给人以平息、抑制作用。红色：暖色系的代表颜色，给人以两种典型的情感体验。一是热烈、兴奋，如中国传统节日庆典、婚嫁喜事等都以红色进行装扮。二是警告、危险，如交通红绿灯、火警警示标牌等。黄色：明亮度较高的颜色，给人以明快、活泼的感觉。绿色：代表着生命，让人感觉生机勃勃、生机盎然。蓝色：冷色系的代表，让人感觉幽静、安宁、忧郁。白色让人感觉明晰、洁净，属于一种中性的颜色，对情绪影响较小，可以避免疲劳，因此广泛应用于医院的室内墙壁、家具装修、医护人员的工作服等。黑色则代表着庄重等。需要指出的是某些特定的颜色对于处在不同文化背景下的人会产生不同的影响。

2）形体：形体是事物存在的外在空间形式，是视觉审美的一项重要感性因素，包括点、线、面、体。不同形态的线、面给人以不同的审美感受，如点，是形体的基本元素，在一维上延伸成线，二维上扩展成面，三维上形成体，从而形成各种不同的形体审美元素。

圆润的曲线给人以舒适、柔和、优美、丰满等感觉；直角、直线给人以稳定、刚毅、力量感。方形给人以安全、可靠、稳重的感觉；圆形给人充实、运动、柔和的感觉，很多绘画、雕塑、舞蹈等艺术作品中都大量运用了圆形；正三角代表稳定、持久、端庄，倒三角则让人感到动感或不稳定感。

体，是点、线、面的有机结合。现实生活中大部分物体都是立体形态，体给人的感觉比线和面更形象、更多样。

3）声音：声音是听觉审美的感性因素。有三个要素：频率、振幅和波形。人的声音高低即为频率，女性与儿童较高，男性较低。而振幅即是声音的大小，音量越大、振幅越大。波形则是声音的音色，人声的音色取决于额窦、上颌窦、胸腔等人体的共鸣腔形态，乐器的音色则取决于发声体的质地及乐器共鸣腔形态。

（2）形式美的基本规律：按照形式美感性因素的构成与组合，形式美的基本规律如下：

1）单纯与齐一：单纯指形式美的各构成元素间无明显的差异和对立。如颜色相近、形状类似等，能给人有序、舒适的感觉。齐一又称反复，指同一种形式重复出现，让人感觉整齐、规律，又称整齐律。如齿如编贝等成语体现了古人对牙齿的整齐、美观的一种认识。

2）对称与均衡：对称指以一条中线为轴，上下、左右、前后形体上的均等，或者以某一点为圆心，平分圆周。根据变换条件不同又分辐射对称、左右对称、旋转对称及螺旋对称（图1-3）。人体的表面解剖结构大多为左右对称，如双眼、口角、两侧同名牙的对称；建筑物如宫殿、庙宇的对称等。均衡则是一种动态的对称，指两个或两个以上的形体以一个轴心为中心排列，以轴心为参照的运动趋势、在重量和空间距离上大体相当。

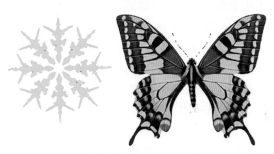

图1-3 雪花是辐射对称，蝴蝶是左右对称

对称和均衡都是一种趋向于有序的状态。人无论从生理感官还是心理体验上，重复感受完全相同的事物会产生审美疲劳，因此在有序的基础上必须发生变化才能产生美。

3）调和与对比：调和是若干个差异性的元素以相近的形式互相组合、融合从而趋向于统一。如颜色中的红色与粉色、蓝色与绿色等都是既有区别又相近。对比是若干个差异性的元素组合在一起，形成强烈的反差。如唇红齿白等都是强烈对比产生的美。

4）比例与匀称：比例是指事物整体和局部，或事物自身各部分之间的度量关系。匀称是符合审美规律，能引发美感的恰到好处、协调适中的比例关系，如黄金分割比。在人体美学中，人的容貌、躯干、身高、臂长等更是存在着一定的比例关系（图1-4）。

5）节奏与韵律：节奏广泛存在于自然界和生物体，如日夜交替、季节变更、花开花落等。韵律则是在节奏的基础上赋予一定的情调，能使人接收到不同的情感体验，给人以丰富的精神享受。

6）多样与统一：是形式美的最高形式，又称和谐。是指在形式上存在差异的个体在相互组合、形成一个整体形式时，具有差异的各个体间又相互协调，共同产生新的整体美。日常生活中的形式美通常不是由单一的形式美规律组成，而是几种形式美的基本规律的组合。如牙的排列整齐和牙的大小、解剖形态相互接近；对称：左右同名牙形态、颜色等相同；对比：牙龈与牙齿颜色的

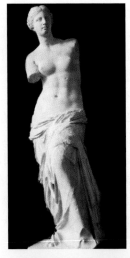

图1-4 维纳斯的躯干符合黄金比例

"粉白"对比；比例：上颌中切牙大小须在一定比例范围内；节奏：如从唇颊面观，上颌中切牙大于侧切牙，上颌尖牙大于第一前磨牙、大于第二前磨牙，上颌第一磨牙大于第二磨牙、大于第三磨牙；上述审美元素共同构成了牙列形式美的多样与统一（图1-5）。

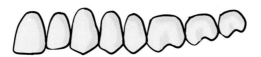

**图 1-5　牙列的美由多种形式美法则共同构成**

### （二）美感与审美

1. 美感　美感是人们在进行审美活动时的特殊心理过程。是审美主体接受审美对象刺激所引起的感受、体验、认识、评价和理解等一系列心理活动。美感通常是人在审美活动中与审美客体相互作用时产生的一种独特的心理体验，这种体验由生理刺激所引起，但获得的满足是一种精神上的快乐与愉悦，超越了动物性的生理快感。

（1）美感的生理特性：美感的产生首先是人通过生理感知器官来感受审美对象的刺激。

人的触觉器官皮肤，在接受适度的触摸、按压时，在生理上会产生一定的快感，在拥抱、握手、亲吻等动作时触觉将这些生理刺激传递给大脑产生更高层次的心理美感。

人的听觉在音乐的频率和声波压力适度范围内可以产生各种生理、心理变化，如快节奏、高亢的音乐可使人呼吸加快、心跳增速；平缓、柔和的慢节奏乐曲可以有使人心绪宁静、催眠等功效；有些音乐可以使人释放心理压力，缓解紧张情绪，甚至对某些疾病有治疗作用。

人的视觉是感知物体颜色、形体等审美信息的。各种不同的颜色和形体能引起人的一系列生理心理反应。

（2）美感的心理特征：美感是属于人类的一种高级情感活动，是人类众多心理因素综合的结果。包括直觉性、愉悦性、超越性及差异性。

1）直觉性：是审美主体直接对审美对象做出的美的评价和判断，无需做逻辑推理而直接获得的审美结果。

2）愉悦性：是指高兴和快乐的情感体验，也包括了审美活动中主体感受到的崇高、优美等不同范畴的特殊心理体验。

3）超越性：是指单纯的感受和欣赏，超越了基本的趋利避害心理，超越了功利主义心理，也超越了基本生理需求。如各种赛车、冲浪等极限体育运动，虽然有很大风险，但极限运动爱好者们正是在从事这些体育运动的过程中得到了美的体验。

4）差异性：包括时代性、区域性及个体性的差异。如唐代以胖为美就反映了美感的时代性差异。

2. 审美　审美是人们在长期社会实践过程中对美的欣赏、认识、理解与创造的过程。

（1）审美与审美关系：审美主体是指审美实践中具有一定审美能力的人。而被审美的对象称之为审美客体。

（2）医学审美主体的特征：在医学审美活动中，医护人员作为医学审美主体除了需要具备一般审美主体必须具备的基本条件外，还需要熟悉医学审美所具有的特殊性。

1）医学审美主体是多元化的，医护人员、患者及患者家属都是审美主体，医学审美活动是在各方共同参与的情况下完成审美判断和评价。

2）医学审美主体涉及的医患双方因为直接参与医疗行为，导致医患双方都不可能以完全旁观的超然姿态来进行审美活动，这与普通概念上的审美的非利害性特征不同。

3）医学审美主体间的审美知识非对等性。医护人员熟悉专业知识、具备临床经验，对医学审美的把握趋向合理，而患者的审美能力相对较弱、利害关系较强，期望值也更高，需要在医疗活动中通过充分交流和沟通来缩小这种非对等性。

## 二、医学美学

美学在现代医学最初应用于整形外科。随着医疗技术水平的不断提高和医学实践经验的长期积累，美容医学整形外科逐渐从传统的外科分离出来，形成一门独立的学科。1988年，由邱琳枝、彭庆星主编的《医学美学》正式出版，标志着我国医学美学学科的正式形成。

医学美学有着众多分支学科，如美容外科、口腔医学美学、美容皮肤科、美容中医学等。其研究对象为人体的形态美规律，以及塑造、修饰人体形态美的医学技术理论。

### （一）人体的美

人体是人类社会生活中最广泛、最重要的审美对象，人体美也是医学美学研究的核心内容。

狭义的人体美是指人的身材比例、五官容貌的形式美。广义的人体美不但包括人体的外在形式美，还包括了气质风度、言谈举止、思想性格等内在美。

1. 人体美的要素

（1）人体的比例：比例与匀称是人体形式美中一项重要的表现形式。研究发现，健康人体的容貌和形体结构中存在着许多非常规律化的比例形式。

1）人体黄金点：人体黄金分割在数学上是一种数字比例关系，其数值大约等于 1:1.618 或 0.618:1 或近似于 8:5 的关系。黄金分割点在人体比例中有很多，比如：

脐：颅顶至足底的人体全长，脐为黄金分割点，脐以上与脐以下的比值是 0.618:1。

喉结：头顶至脐部，喉结是黄金分割点，之间的比值近似 0.618:1。

肘关节（鹰嘴）：肩峰至中指尖之分割点。

膝关节（髌骨）：足底至脐之分割点。

2）人体三等分点（图 1-6）：包括鼻下点、唇珠、颏上点等。

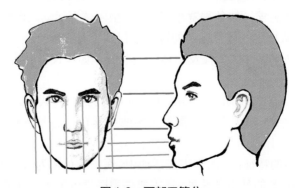

**图 1-6 面部三等分**

红线所示为"大三庭"，面下 1/3 高度又可再分为"小三庭"，蓝线所示为"五眼"；眉间点为两侧眉头之间在正中矢状面上最向前突的点，是"大三庭"上 1/3 与下 2/3 之分割点。

鼻下点：正面像两侧鼻翼底连线与中线的交点，侧面像为鼻小柱下缘与上唇皮肤部所组成的角的顶点。是"大三庭"下 1/3 与上 2/3 之分割点。

唇珠：上唇正中矢状面上呈珠状突的唇红，是"小三庭"上 1/3 与下 2/3 之分割点。

颏上点：颏唇沟最深处与正中矢状面的交点，是"小三庭"下 1/3 与上 2/3 之分割点。

口角点：正面观，两侧口角将口裂水平延长线与颜面轮廓交点之间的线段三等分。

（2）人体黄金矩形：黄金矩形为宽与长之比值为 0.618 或近似于该值的长方形。人体中有许多黄金矩形，也是人体美的基础之一。

鼻部轮廓：鼻翼为宽，鼻根至鼻下点间距为长。

唇部轮廓：静止状态时，上下唇峰间距为宽，口角间距为长。

（3）人体黄金指数：黄金指数为两条线段比例关系为 0.618 或近似于此值。人体面部、躯干和四肢中有许多线段之间存在着这种比例关系。

鼻唇指数：鼻翼宽度与口角间距宽度之比。

唇目指数：口角间距宽度与两眼外眦宽度之比。

上下唇高指数：面部中线的上下唇红高度之比。

切牙指数：下颌中切牙与上颌中切牙宽度之比。

（4）人体黄金三角：黄金三角为底、腰之比为 0.618 的等腰三角形，其顶角 36°，底角各为 72°。

人体黄金三角形有：

外鼻正面观、侧面观呈黄金三角。

鼻根点与两侧口角组成的三角形（图 1-7）。

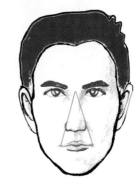

**图 1-7　鼻根点与鼻翼连线及口角连线形成黄金三角**

2．人体各部位的美学要素

（1）头面部：容貌美是人体美的核心内容。主要有以下美学特征：

1）正面观：

大三庭：前发际至眉间点，眉间点至鼻下点，鼻下点至颏下点三段距离称为三庭，以三段长度相近为美。

小三庭：鼻下点至唇珠，唇珠至颏上点，颏上点至颏下点三段称为小三庭，三段长度相近为美。

五眼：正面观，面部在眼裂水平上的五个线段。即左耳郭—左眼外眦—左眼内眦—右眼内眦—右眼外眦—右耳郭之间距离大致相等。

眼睛：根据眼睑皮下脂肪的厚与薄，有单睑、重睑之分；眼睛的形状，眼裂的长度不同，都会对人的容貌有影响。

眉：男性眉位于眶上缘处，粗而密，线条趋于平直；女性眉位于眶上缘平面，细而疏，线条趋于圆弧。眉峰为眉最高点，位于中外 1/3 交界处。眉内侧缘平齐眶上缘鼻侧，外侧缘位于鼻翼和眼外眦延长线上。

鼻：鼻的形态按正面观鼻底的方向大致可分为向上、水平、向下三大类。鼻的整体轮廓接近于黄金三角形。

口唇部：男性口唇一般较为宽厚，女性偏小而菲薄。口角位于两眼平视时的瞳孔垂线上，口唇放松时，一般上颌切牙自然外露 1～2mm，唇峰、人中、唇珠等结构较为清晰时给人以生动、立体的美感。

2）侧面观：侧面轮廓是医学美学的重要指标。主要有以下美学要素：

侧面观审美价值较为突出的是颜面的前缘轮廓线，主要包括：额、额鼻角、鼻背、鼻唇角、上唇、下唇、额唇沟和额部。额部略向后倾斜；额鼻角大约为 125° 左右；鼻梁高，鼻背线接近直线为美；鼻唇角在 90°～95° 之间。从鼻到唇及额部的审美主要根据三者相互关系来评价，常采用 Ricketts 平面来衡量：即从鼻尖到额前点的连线，上下唇均应位于此平面的后方，其中下唇较上唇略近此线约 2mm（图 1-8，图 1-9）。

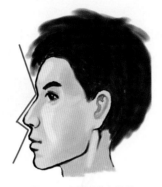

图 1-8　侧面轮廓前缘

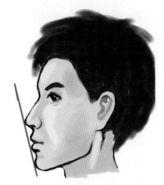

图 1-9　鼻唇颏相互关系

（2）颈部：正常男性颈较粗短，喉结大而低，侧面观颈部上粗下细；正常女性颈较细长，喉结小而高，侧面观颈部上细下粗，颈部两三条横纹称维纳斯项圈，为女性特有。

（3）肩部：正常肩部上缘与水平线夹角小于 45°，角度过小者为平肩，角度过大者为塌肩，角度为负者为耸肩。

（4）背部：男性背部肌肉发达，肩胛骨大，背宽呈方形，女性背部肌肉不发达，肩胛骨小，因皮下脂肪较厚，背部较窄呈圆润方形。

（5）胸部：正常胸廓为上小下大的桶状。男性胸廓大而宽且胸肌发达，女性胸廓小而窄且下部内收明显。异常胸型有鸡胸、桶状胸及扁平胸。

（6）腰腹部：男性腰椎较直，上腹可见腹直肌隆起，下腹较平。女性腰椎前突骶椎后突侧面观呈 S 形，正面观因骨盆外展，与腰部形成明显的曲线。

（7）四肢：上肢自然下垂时，肘部与肋弓下缘等高，腕部与耻骨等高。正常下肢的大腿长度是身高的 1/4。

3．人体美的特点

（1）身材相貌比例匀称：人体美的基本条件是静态下的人体各部位解剖结构正常、标准。主要包括骨骼结构比例协调，骨骼生长大小、长短匀称；肌肉健壮富有弹性，可以体现出人体形态的健康、协调；体表包括五官、皮肤等在内的软组织颜色、质地和形态的健康、比例匀称等。

（2）姿态动作和谐自然：人体作为有各种生理功能的有机体，不仅具有静态的形式美，而且具有动态的运动美。包括日常坐、立、行走的基本活动和各种体育运动等都能体现出人体运动状态下的形式美。

（3）气质风度大方得体：人的形式美与内容美的和谐统一。人的容貌形体等外部形态属于先天获得的自然美,而气质风度、思维修养则属于后天获得,人在追求真善美的过程中对美的认识、体验逐渐影响人的思想、性格及价值观,最终又通过形体表现出来。

(4)现代医学人体审美:现代医学人体审美观点认为,健康是人体美的基础,人体美是人在健康状态下的形态结构、生理功能、心理过程和社会适应性等各方面的和谐统一。健康的人体自然呈现出人体美的特点:健康的骨骼发育程度,完美的身体器官比例,色泽、弹性适中的肌肤,协调的运动姿态,健康向上的精神面貌和充满朝气活力的身心状态。

作为医学工作者,在对人体美进行塑造的过程中,应遵循自然美和个性美的和谐统一。修复体设计制作时首先要考虑的美学要素即为是否与患者自身的天然牙列协调一致,在牙体形态、磨损程度、牙釉质结构等环节上尽量与余留牙相接近,才能产生自然美。在医学美容手术的术前设计时,也应依据患者的年龄、性别、肤色、职业、性格、气质等个体差异进行相应的考量,塑造个性美。

### (二)美容医学

美容医学是一门以人体审美理论为指导,采取手术与非手术的医学手段,来直接维护、修复和再塑人体美,以增强人的生命活力美感和提高生命质量为目标的交叉学科。

1. 美容医学基础

(1)美容医学的研究对象是人体美的规律,以及维护、修复和塑造人体美的所有医学手段。人作为美容医学的研究主体和客体,还具有特殊的审美心理特点,因此美容医学心理学的研究也是美容医学的重要研究对象和内容。

(2)美容医学学科特点:美容医学作为一门医学和美学两大学科的交叉,有着鲜明的学科特点。

1)科学性:美容医学工作者首先必须掌握的是医学相关学科的理论基础和实践技能,在此基础上才能对人体进行维护、修复和塑造。其次,美容医学的审美必须在专业的人体美学理论和成熟的医学技术基础上进行。

2)目的性:在美容医学学科的范畴中,审美主体和审美客体对医学审美内容都有明确的目的性、利害性。作为医学审美活动的主导方,医务工作者在医学审美活动中应该摆脱这些现实功利的束缚,以纯粹的美学角度去完成医学审美的实施。

3)互动性:美容医学的实施过程中,医务工作者、患者、患者朋友家属等都是相互联系着的审美主体,各方的交互影响最终确定美容医学实践结果的审美评价和审美价值。互动性主要体现在医疗方案设计和医疗完成后的审美评价两个环节上。

2. 美容医学心理学 美容的目的是改善个体的美的体验、美的感觉,它与心理学有着必然的联系。

心理学是一门研究人的心理现象发生、发展和活动规律的一门学科。美容医学心理学是以医学心理学为基础,以美容医学实践为核心领域的应用心理学分支学科。

美容医学心理学研究对象主要包括:个体容貌对人格形成的影响;容貌美和美容的社会心理学问题;容貌审美中的心理学要素。

(1)容貌发展心理学:研究体像的发生、发展及其影响因素。

体像也称身体意像、自像、身像等,是人们对自己身体的心理感受,即对自己的美或丑的主观评价。

体像可以分为积极体像和消极体像。前者是一种自我肯定、自我接受的体像,后者不利于自我肯定、自我接受，又称否定性体像。美容医学心理学研究的内容主要是消极体像的成因及改善。

（2）美容受术者的心理状态：主要研究接受美容手术者术前的求美动机，术中、术后的心理变化。

各个年龄层人群的求美动机大相径庭：少年儿童大多因为先天畸形而需要美容整形。青年人群则是迫切改变自己的外形体像。中老年人群的求美动机比较复杂，有些是更年期变化对生理和性格产生了影响，有些是家庭结构发生较大的变化而导致心理变化——如婚变、丧偶或空巢等，有些则是因为年龄带来的体像变化——衰老、失去青春活力。医务人员首先要鉴别其求美动机，然后才能对其制订相应的治疗方案，最后决定选择何种心理干预或外科术式等具体方法。

术中心理变化主要体现在对麻醉方式及麻醉效果的心理焦虑，以及对医务人员和医疗操作过程的怀疑、恐惧心理，医护人员应多加以安抚。

术后心理变化多以焦虑、抑郁、失眠等表现多见，因为对手术结果的不确定和期望、担心以及对术后换药的敏感等原因，导致的急性情绪障碍或慢性情绪障碍。医护人员应当降低其过高的期望值，解除其心理顾虑，进行适当的术后心理疏导。

（3）美容医学社会心理学：研究美容医学与社会态度、美容偏见产生的原因；美容与从众、流行心理；美容与人际交往和吸引；不同文化对美容心理的影响等。

（4）美容心理障碍的诊断与治疗：美容心理障碍的诊断方法主要有面对面交流的会谈法；以根据患者语言、动作、行为等表象总结其心理状态的观察法；依据心理学原理用特定的数量化手段对患者心理现象作出确定和判断的心理测试法等。在得到明确的诊断后，结合美容心理咨询、催眠疗法、心理暗示、心理疏导等方法对患者进行心理干预和心理治疗。

## 小　结

本章主要介绍了美的概念；美的形式以及形式美的规律；介绍了美感与审美的相关概念及基础知识；阐述了医学人体美的内容及其特点；简要介绍了美容医学及美容医学心理学的基础知识。

（王　丽　张保荣）

**思考题**

1. 形式美的规律有哪些？请分别列举实例并加以分析。
2. 什么是审美，医学审美有哪些特点？
3. 医学人体美的特点是什么？
4. 美容医学作为一门交叉学科有哪些特点？

## 参考文献

1. 于海洋，胡荣党. 口腔医学美学. 3 版. 北京：人民卫生出版社，2015
2. 潘可风. 口腔医学美学. 2 版. 北京：人民卫生出版社，2003
3. 韩英红. 医学美学. 北京：人民卫生出版社，2002
4. 张渝成. 美容心理学. 北京：人民卫生出版社，2010

# 第二章　口腔医学美学概论

## 学习目标

**口腔医学专业：**

1. 掌握：口腔医学美学的范畴。

2. 熟悉：口腔医学美学的治疗。

3. 了解：口腔医学美学的发展历史和发展现状。

**口腔医学技术专业：**

1. 掌握：口腔医学美学的范畴。

2. 熟悉：口腔医学美学的治疗。

3. 了解：口腔医学美学的发展历史和发展现状。

## 第一节　口腔医学美学治疗的涵盖范围

### 一、口腔医学美学的范畴

口腔医学美学是以美学和口腔医学的理论为指导，应用医学方法，维护和增进口腔颌面健美的一门学科。它常以正颌、矫正和修复口腔颌面部外形与功能作为诊治手段，提高整体生命活力和生命质量。因此，口腔医学美学是口腔医学重要的分支学科，又是整个医学美学的重要组成部分。

（一）口腔医学美学的研究内容

1. 理论研究　它把口腔医学审美实践经验加以提高、概括和总结，又回到实践去检验和指导实践。其主要内容有：口腔医学美学的发展；与口腔医学有关的美学本质、特征、属性；口腔医学美学与相邻学科的关系等。

2. 审美心理研究　其内容涉及口腔医学美感的特征，患者的心理教育，心理咨询，心理治疗等。

3. 基础研究　口腔医学美学的基础研究，其内容包括：美貌人群的牙、颌、面结构的分析；颌面部组织学研究；多种美学方法机制研究；形式美规律在口腔颌面部的研究；唇、齿、鼻、额、颊美学评价等。

4. 应用研究 应用研究是研究美学理论如何指导口腔医学临床实践的技术方法路径等。

### （二）口腔医学美学审美层次

口腔医学美学的审美层次可归纳为三个层次。

1. 形式美层次 口腔医学审美活动从功能美再深一步就是对形式美的追求。包括两层含义：一是美的内容的外部表现形态，例如从审美的原则来看，无牙颌患者的全口义齿修复，当咀嚼、发音等生理功能得到基本保证以后，美观问题自然而然就成为医患双方共同关注的问题。二是美的事物本身具备的装饰成分，例如瓷美学修复体本身，作为一种造型艺术产品，带有明显的技艺性特征，在满足患者对实用和容貌的需求之后，应尽量在修复体的形式上做到尽善尽美的"精加工"。

2. 功能美层次 这是一个基本层次。从病态到痊愈，将畸形或者缺损修复到正常或接近正常，以解除痛苦、恢复功能为主要目的，尚未或很少兼顾形态上的美观。但功能恢复或病体痊愈的结果，又从根本上达到或满足患者的治病要求，如咀嚼与发音功能的恢复、促进颌骨生长发育等，给患者带来愉悦心理，有一种美的享受。

3. 理性美层次 审美理性判断是产生高层次、高境界美感的基础。它与审美者的想象力、理解力、逻辑思维能力有很大关系。在这一层次中有以下两个方面的表现：一是患者对美的一种信仰和追求，是"至美至乐"的心灵体悟和感受；二是医务工作者在口腔医学临床研究和实践中，运用美学原理进行科学再创造。

## 二、口腔美学治疗

口腔美学治疗是一门以口腔医学美学理论为指导，以人体形式美法则为基础，通过医学美学审美与医疗技术相结合的手段，来维护、修复和创造人体形态美的口腔医学专业学科。主要涉及修复科、牙周科、牙体牙髓科、正畸科及颌面外科。

### （一）口腔美学修复

1. 牙体缺损的美学修复 牙体缺损的美学修复是采用修复体以恢复和重塑牙齿的形态美和色泽美的有效方法。目前临床常用的牙齿美学修复体有瓷贴面、瓷全冠等。

2. 牙列缺损的美学修复 牙列缺损后，由于牙列的完整性遭到破坏，咬合关系发生紊乱，面部缺牙区软组织失去支持而内陷，对患者的面容和心理产生影响，应积极采取美学修复的方法以恢复口腔颌面的美学形态。

牙列缺损的美学修复通常有：口腔种植美学修复、可摘局部义齿的美学修复等。

3. 牙列缺失的美学修复 由于天然牙列的支持，使得人的面下部软硬组织处于自然协调的位置。当全口牙列缺失后，明显破坏了面部形态的完整性。全口义齿作为牙列缺损的美学修复体，既要符合解剖生理原则和生物力学原则，恢复咀嚼、发音等功能，又要使观者产生美感，具有美学价值。

### （二）损容性牙周疾病的美容治疗

牙周软组织是口腔黏膜的特殊组成部分。牙龈的颜色、形态、龈缘曲线以及牙龈与牙齿比例协调、色彩和谐，对容颜美均有很大影响。常见的与口腔医学美容相关的牙周手术有：牙龈切除术和牙龈成形术、牙冠延长术、系带成形术。

### （三）损容性牙体疾病的美容治疗

常见的损容性牙体疾病有龋病、磨损、楔状缺损、牙釉质发育异常、四环素牙、变色牙和着色牙等。临床常用的牙体疾病美容修复有：脱色漂白美容修复、美容树脂充填修复、美容贴面修复技术、美容全冠修复技术、CAD/CAM 美容修复技术等。

### （四）牙颌畸形的美容正畸

牙颌畸形美容矫治是研究错𬌗畸形的病因机制，诊断分析及其预防和从美学的角度进行治疗。随着口腔医学美学的发展，美学对正畸提出了更多的要求和审美标准，正畸美学目标已不再仅仅是牙齿的排列整齐问题，而更关注于颜面整体容貌的改善。正畸医师普遍认为，当牙齿排齐，颌骨关系矫正到头影测量骨骼关系的正常值后，最佳的面部美观就产生了。

### （五）口腔颌面的美容治疗

1. 颌面部种植美容修复　颌面部种植美容修复，是应用于由于先天性或后天性因素造成颌面部软、硬组织的缺损和畸形的颅颌面部缺损。颌面部缺损常表现为唇裂、腭裂、面裂及颌骨、耳、鼻、眼缺损，致使颜面左右不对称，面、颊、唇部的组织塌陷，下颌骨缺损可致下颌骨偏移畸形。

2. 口腔颌面美容外科　美容外科是一门以人体美学理论为基础，运用审美心理与外科技术相结合的手段，对人体美加以修复和塑造，或对一些损容性疾病施以美容手术治疗，在保持功能的基础上，增进其形态之美感为目的的医学分支学科。其有别于传统的因组织器官损伤后康复的再造整形外科，它是美学、心理学和一些相关学科相结合的医学交叉学科，是整形外科学的另一分支学科。

## 第二节　口腔医学美学治疗的国内外发展情况

### 一、口腔医学美学的发展史

口腔医学与美学的结合，始于 20 世纪 20 年代美国的"好莱坞牙医学"，以后逐步走向世界，形成了美学牙医学（aesthetic dentistry）学科，并广泛用于国际正式场合，意为从美学角度研究牙医学的一门学问。

1976 年，美国著名牙科医生 Goldstein 出版了第一部有关专著《牙医学美学》（*Esthetics in Dentistry*），将牙医学中的美学原理、美学规律及其临床应用技艺等进行了理论上的精辟论述和内在联系上的深刻提炼。1984 年，他的又一部著作《改变你的微笑》（*Change Your Smile*）问世，将牙科医疗中的美学问题与微笑的视觉效应和心理的美感体验结合起来。该书使得美容牙科走向市场，步入更高层次。国外许多牙科医生建成"微笑中心"（smile center）而去掉"美容牙科"字样。1988 年，国际上首部相关学术期刊《美学牙医学杂志》（*Journal of Esthetic Dentistry*，双月刊）创刊，Goldstein 从 1992 年起担任总编辑，因此欧美誉 Goldstein 为"牙医学美学之父"。

1994 年，国际美学牙医学联盟（International Federation of Esthetic Dentistry，IFED）成立，并先后在意大利、日本和美国召开了 3 次国际学术大会，不仅稳固地确立了这门新学科在牙医学中的地位，而且走上了全球"信息知识共享、学术同步发展"的道路。

具有中国特色的口腔医学美学（stomatologic esthetics）起步于 20 世纪 80 年代，经过全国同道坚持不懈地探索与研究，其理论体系和临床应用也日渐成熟。口腔医学美学与美学牙医学的研究角度、手段和目标恰好是一致的，只是在研究范围上不仅仅是牙，而是扩大到口腔器官、口颌系统（stomatognathic system），这是中国口腔医学美学的一大特色。

（一）口腔医学美学形成的历史背景

口腔医学美学在 20 世纪 80 年代开始成为一门独立学科，是医学与美学在新的医学模式背景下的交叉和结合。它的产生有以下几个方面历史背景：

1. 健康概念的更新　传统医学的观念认为"健康"只是意味着"不发热、不昏迷、不疼痛"。世界卫生组织在 1948 年的《宪章》中指出："健康是躯体上、心理上和社会适应上的一种完美状态，而不只是没有疾病和衰弱现象"。我们以往传统的健康观念必须有所更新。

2. 现代医学模式的转变　生物医学模式从哈维（1578—1652）发现血循环，把实验方法引入到医学以后逐渐形成。传统生物医学模式认为：每一种疾病，都能在器官细胞和生物大分子上，找到可以测量的形态或理化变化。健康观念的更新，导致了医学观念的变革，促使从生物医学模式，逐渐转向现代的生物—心理—社会医学模式，把人类作为自然环境的一个组成部分，从生物的、心理的、社会的多角度，综合地考察人类的健康和疾病，全面地认识人类的生老病死。

3. 对医学总体目标的重新认识　传统医学的生物医学模式，仅仅是维护人类的生存需要，这是一个基本的目标。而新的宏观医学模式——生物—心理—社会医学模式，则要求从人的社会特征出发，满足人的生物、心理和社会等方面的需求，达到人自身的和谐、人际关系的和谐、人与自然环境及社会物质的和谐，增强人的健美素质，提高生命质量。医学审美是把维护和改善人体健美作为理想目标追求，推进和提高三大"和谐"，是整个人类的根本目的，也是医学的根本目标。

4. 现代医学研究领域发展的需要　在医学与美学结合点上去创新，从而使医学美学逐步走上理论和实践相结合的征途。

（二）口腔医学与美学的结合和发展

口腔医学与美学两者逐步的结合，是为适应新医学模式的需要，在口腔医学方面所开拓出来的一个崭新领域。

1. 在基础理论研究方面　孙少宣将形式美、视觉原理等纳入口腔医学审美领域，阐述了口腔医学美学有关基础理论中的一系列问题。王兴、张震康等采用 X 线头影测量、云纹影像及图像显示等现代科学技术手段，进行颅面结构的三维测量分析，探讨我国美貌人群的颅面结构特征和规律，分析与口腔医学有密切关系的面下 1/3 特征。

2. 在临床应用研究方面　邱蔚六、潘可风等从口腔医学美学角度，针对陈旧性面瘫整形术，运用对称、比较的医学美学基本原理，按颜面部动态和静态结合、形态和功能协调一致的原则，设计了一种简易可行的审美评分标准，既可作为临床上鉴定面瘫病情程度的依据，又可作为评价整形术后手术疗效的一种方法。

3. 在审美心理研究方面　牛百平、叶湘玉等和心理学家合作，对牙颌畸形患者治疗过程进行了美学心理分析，认为不同的社会环境和文化背景有着不同的审美标准。社会阶层、教育制度、职业、经济收入对审美标准均有重要影响。陈广烨等认为，心理治疗应常规列为美容外科手术的组成部分。

4. 在发展进程研究方面　20 世纪末,安徽医科大学和上海第二医科大学对口腔医学专业学生作了美学方面的民意测验。结果表明,几乎每个学生对美学都十分感兴趣,然而美学的基本知识却非常贫乏。由此可见,增设《口腔医学美学》作为口腔医学教材是一种发展的趋势。

1989 年,孙少宣《全口义齿的美学》在《华西口腔医学杂志》上发表,作者通过对部分人工前牙的测量和长宽比值计算,发现人工牙和天然牙中都存在着"黄金分割律"的比例关系,并对其美学意义进行了讨论。

1994 年,孙少宣主编了《口腔医学美学》,对美学、医学美学及口腔医学美学内容进行了探讨。同年 10 月,全国第一次口腔医学美学美容学术大会在青岛召开,这是我国口腔界首次将口腔医学中的美与审美问题作为一个专题进行研讨。

2001 年 10 月,中国正式成为国际美学牙医学联盟成员,标志着口腔医学美学在口腔医学中已经确立了地位。2015 年 9 月,中华口腔医学会口腔美学专业委员会成立。

## 二、现代口腔医学美学治疗的发展现状

循着先驱者们认识和开拓口腔美学治疗的历史轨迹,现代口腔美学治疗正朝着高标准、高水平的方向发展。目前口腔美学治疗的研究重点主要集中在以下方面:

### (一)色彩学

色彩学是口腔医学美学中不可缺少的一部分。伴随现代高科技的发展,计算机和光电转换测色技术在色彩学中的应用增多,目前电脑化色彩测配系统的开发与应用在牙科色彩学领域,已取得可喜的发展。

### (二)口腔材料的美学

随着人们对牙科审美治疗的需求日益提高,口腔材料学的研究者已将审美性列入了选择材料的标准,这与过去只注重材料的生物相容性和各种机械强度相比有了明显进步。

### (三)种植义齿的美学

对种植义齿的研究已从以往与骨组织的结合、存留时间以及恢复功能等方向,转向了它的审美属性。

### (四)颜面美学

近年来许多学者重新评估正畸的功能与异常,强调应该最大限度地发挥正畸促进颜面美容的功效,不但要治疗牙列的畸形,还要矫正面部的异常,这才是真正意义上的正畸治疗。

### (五)计算机多媒体的应用

目前,在牙科审美治疗中较普遍应用的多媒体计算机数字化系统有 CAD/CAM,口外及口内摄像。牙科多媒体的功能是用于电子病历、虚拟修复、虚拟种植等,可以预告诊疗效果,增进医患沟通等。

### (六)美容心理学的研究和运用

我国口腔医学美学治疗在发展中除加强高新技术的研究和应用,同时也在推进美容心理的研究和运用。

## 小　结

　　本章主要介绍了口腔医学美学的范畴；口腔医学美学治疗的涵盖范围；详细阐述了口腔医学美学的发展史；简要介绍了口腔美学治疗的发展现状。

（彭书海）

## 思考题

1. 口腔医学美学的研究内容有哪些？
2. 口腔医学美学治疗涵盖的内容有哪些？
3. 结合所学口腔专业学科，谈谈自身对口腔医学美学有哪些理解？

## 参考文献

于海洋,胡荣党. 口腔医学美学. 第3版. 北京：人民卫生出版社,2015

# 第三章 口腔医学美学基础

**学习目标**

**口腔医学专业：**

1. 掌握：颌面部软组织美学评定标准；外鼻的美学特征；唇的美学标准；面部美学的测量方法；常用的微笑美学评价的指标；牙龈美学评价的解剖学标志；牙体色彩的基本特征、变化规律及表述方法。

2. 熟悉：颌骨的美学测量标准；颌面部软组织的美学特征；牙龈美学评价指标的概念；微笑及牙龈美学评价在口腔临床学科中的应用；色彩的三要素；牙体色彩美学的结构基础。

3. 了解：颌骨数据的采集与处理；牙体色彩的复制方法及其特点。

**口腔医学技术专业：**

1. 掌握：颌面部软组织美学评定标准；牙及牙列形式美学的特征；牙龈美学评价的解剖学标志；牙体色彩的基本特征、变化规律、表述方法及复制方法。

2. 熟悉：外鼻的美学特征；唇的美学标准；面部美学的测量方法；牙龈美学评价指标的概念；常用的微笑美学评价的指标；色彩的三要素；牙体色彩美学的结构基础。

3. 了解：颌骨的美学测量标准；颌骨数据的采集与处理；颌面部软组织的美学特征；微笑及牙龈美学评价在口腔临床学科中的应用。

## 第一节 容貌美学基础

### 一、概述

面部美学在人体美学中占有重要地位。影响面部容貌美观的两个基本要素是颅、面骨构成的面部硬组织框架和皮肤等面部软组织。前者称为骨性面型或静态面型，后者称为软性面型，由于其具有表情、咀嚼、语言等功能性活动，又称为动态面型。

颅面部骨骼受遗传因素的影响最为明显，同时在人体发育、衰老的过程中，发生一系列变化。通过改建颅面部的骨性结构，可以引起面型的改变，如颧骨缩小、下颌角截除、梨状孔周围植骨或人工代用品充填等手术,都可以从根本上改变一个人的面貌。

软性面型更具有个体、性别、年龄等差异,更加丰富多彩,受个人修养、气质、职业和人生阅历等后天性因素的影响更加明显。面部软组织的质地与老化程度极大程度上影响一个人的容貌美。

对于医患双方来说,术前进行良好的医患沟通及系统的面容美学分析,对治疗方案的制订和治疗后效果预测都十分关键。因此,一名优秀的医生需要加强自身对面部美的理解和认识,通过详细地观察人体面部及身体的美学比例,不断提高自身修养和鉴赏能力。

## 二、颌面部骨组织的美学测量标准

### (一)颌骨数据的采集与处理

传统的颌骨手术中,常常是医师在自己的大脑中进行模拟的手术,这种方法的手术质量高低往往依赖于医师的临床经验与技能。用计算机代替医师进行手术方案的设计,更为客观,定量,并且能够与其他医师共享,给患者带来了极大的便利。临床上常用的颌骨数据采集方法主要有以下几种(图 3-1):

1. X 线头影测量　它是利用头颅定位仪严格定位头颅而拍摄的 X 线片,随后在获得的头颅影像上选择一些公认能够相对稳定代表牙颌面解剖位置的标志点,再连接各点形成一定的角、线、弧,比对标准值,对牙颌面软硬组织进行分析诊断的一种技术方法。

2. 立体射线成像技术　将后前位以及侧位 X 线片进行整合,从而获得颌骨的三维图像。该方法简单经济,但是难以界定标志点,且具有较高的辐射。

3. 计算机断层扫描(computed tomography,CT)　它是通过单一轴面的射线穿透被测物体,由计算机采集透过的射线并通过三维重构成像。CT 在头颈部疾病及畸形具有极其重要的临床诊断价值。多排 CT 在轴向断层的基础上,可以在短时间内重建出冠状位和矢状位的影像。

4. 锥形束 CT(cone beam CT,CBCT)　它是锥形束投照计算机重组断层影像,然后将投照后获得的数据整合汇总在计算机中进行三维图像重构。CBCT 较传统的 CT 具有更短的扫描时间、更低的辐射量、更高的分辨率以及更低的扫描成本。但是 CBCT 无法很好地显示肌肉形态、皮肤轮廓或颅底及颅后部结构等。

5. 三维重建技术　三维重建就是在计算机软件程序的辅助下将二维图像重建成为立体图像的过程,可以显示出人体各解剖部位复杂的空间结构,避免主观因素的影响,便于研究疾病发展规律,设计出最佳的手术路径,指导临床诊断和治疗。三维重建技术的无创性以及三维图像的直观、准确和定量的特性使之在颅颌面外科的应用方面有广阔的发展前景。

### (二)颌骨的美学测量标准

颌骨的美学测量主要依赖于正、侧位 X 线头影测量技术的实施。医师应该掌握正确的测量方法,通过测量结果获得人体的特征、类型、变异以及发展规律等相关数据,而后做出治疗设计。

1. 正、侧位 X 线头影测量分析　侧位片主要用以描述颅面垂直以及前后向的关系。

(1)侧位 X 线头影测量常用的硬组织测量标志点、基准平面及常用平面(图 3-2~图 3-4)。详细可见《口腔正畸学》相关章节。

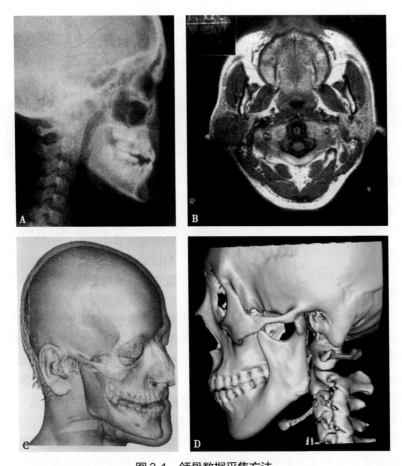

**图3-1 颌骨数据采集方法**

A. X线头影测量 B. 计算机断层扫描（CT） C. 颅骨CT三维重建 D. 骨及软组织CT三维重建

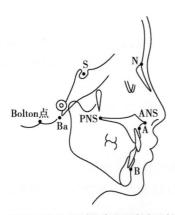

**图3-2 侧位X线头影测量常用硬组织测量标志点**

蝶鞍点（S）；鼻根点（N）；颅底点（Ba）；Bolton 点（Bo）；前鼻棘点（ANS）；后鼻棘点（PNS）；上牙槽座点（A）；下牙槽座点（B）

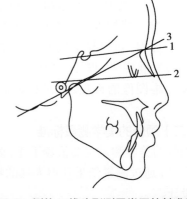

**图3-3 侧位X线头影测量常用的基准平面**

1. 前颅底平面；2. 眶耳平面；3. Bolton平面

（2）正位 X 线头影测量分析：前面所介绍的主要是对于头颅定位的侧位片而言，然而对于某些面部不对称性畸形，侧位片难以提供有效的临床分析依据。对于此类不对称的牙颌面畸形，医生多采用正位（前后位）X 线头影测量进行分析（图 3-5）。

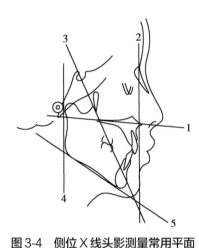

图3-4 侧位 X 线头影测量常用平面
1. 腭平面；2. 面平面；3. Y 轴；4. 下颌支平面；
5. 下颌平面

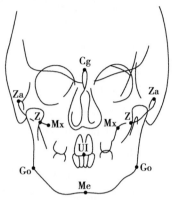

图3-5 正位 X 线头影测量硬组织测量标志点
鸡冠中心点（Cg）；上颌中切牙点（UI）；颏下点（Me）；颧额缝内侧点（Z）；颧弓外侧点（Za）；上颌基点（Mx）；下颌角点（Go）

2. 颌骨美学测量常用的测量项目

颌骨美学测量常用的硬组织角度：SNA 角；SNB 角；ANB 角；下颌角（Ar-Go-Me）；下颌平面角（SN-MP）等（图 3-6）。各角度代表的具体意义可见《口腔正畸学》相关章节。

颌骨美学测量常用的硬组织线距以及线距比（图 3-7）。

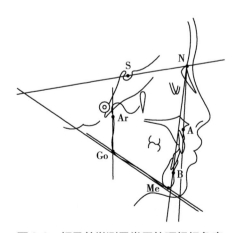

图3-6 颌骨美学测量常用的硬组织角度

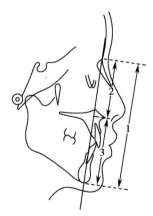

图3-7 颌骨美学测量常用的硬组织线距
1. 全面高；2. 上面高；3. 下面高

### 三、颌面部软组织的美学评定标准

颅面部骨骼是构成面部形态、轮廓的基本因素，起着决定性作用，骨性面型是软性面型的基础。虽然我们习惯性地把对软性面型的美学评定称为颌面部软组织美学评定，实际上这种评定同样包含了骨性面型的形态。

#### （一）颌面部软组织美学评定标准

正常端庄的容貌各部分比例并不存在绝对标准，达到或接近这些标准的容貌更具美感。常用的美容评价标准有"美容平面""三庭五眼""黄金分割"及近年发展起来的"马夸特面具"以及"面部对称"等。

美容平面（aesthetics plane）又称审美平面。

面部侧面轮廓中，鼻、唇、颏三者应协调匀称。最具代表性的评价方法是瑞克特审美平面（Ricketts 审美平面，图 3-8）。该平面在下颌骨手术和颏成形术中具有重要参考价值。

1. Ricketts 审美平面　从面部的侧面观，将鼻尖点与颏前点相连成一条直线，测量上下唇到此平面的距离，从而对上下唇突度及其与鼻、颏部的关系进行评估。对于一般东方人来说，理想的唇颏复合体关系是上唇位于此线后方 4mm、下唇为 2mm。但该平面的测量易受到鼻尖、颏部高度以及人种、性别等的影响。

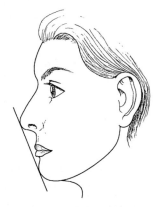

图 3-8　Ricketts 审美平面

2. "三庭五眼"　"三庭五眼"为目前评定面部美学的常用标准之一。它阐明了人体面部正、侧面观的纵向及横向比例关系。具体内容已在第一章中详细介绍。

3. 黄金分割定律　比例中短的部分与长的部分的比例和长的部分与全部长度的比例相等，约为 0.618。具体内容已在第一章中详细介绍。

4. 马夸特面具　加州大学的 Marquardt 医生通过研究专业模特和电影明星的容貌，在这些明星脸上发现了更多的黄金比例。他将黄金分割法进行延伸，提出了以其名字命名的马夸特面具（图 3-9），也称黄金十边形面具或黄金比例面具。

5. 对称性　面部的对称性是衡量美貌的另一重要标志。一般以面部中线平分面部，左右对称。

有魅力的容貌都有某些共性的比例和谐关系，给人以平衡、匀称的美感，尽管这些相互关系并不是绝对的，很多漂亮的脸虽然没有达到理想比例，但也很协调，应综合看待。

#### （二）面部美学的测量方法

美容整形外科医师应系统地掌握统一的人体测量方法，便于对求美者容貌及形体进行美学分析、手术设计，并做术前、术后的对比和评价，同时也便于同行之间的学术交流。

目前应用最为广泛的面部测量方法是对患者二维平面照片进行测量，常规的测量仪器有直角规、弯角规、人体测高仪等。

此外，三维立体成像技术越来越多地应用于医学领域，尤其是在美容整形外科领域。目前比较常见的三维成像技术有：X 线及 CT 三维重建测量；近景摄影测量；激光三维扫描技术等（图 3-10）。

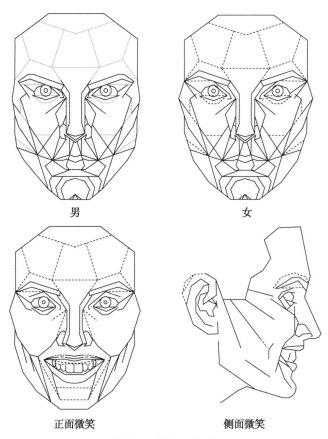

男　　　　　　　　　女

正面微笑　　　　　　　　　侧面微笑

图3-9　马夸特面具

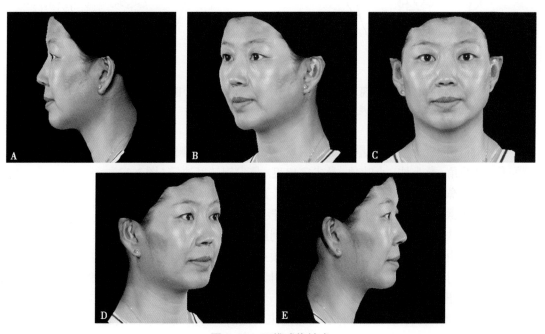

图3-10　三维成像技术

## 四、鼻唇的美学标准

### （一）外鼻的美学特征

鼻子位于颜面正中，根据"三庭五眼"，理想的外鼻长度正好是面部长度三分之一，两侧鼻翼间宽度正好是面部宽度的五分之一。

理想的鼻子应与五官协调搭配，并具备几个美学维度：有一定的高度与长度；宽度比例适当；鼻头大小合适；鼻孔上窄下宽、形状优美；鼻小柱细而直。下面将从这些方面详细地阐述鼻的美学特征。

1. 鼻部正面观　首先要评价鼻是否存在偏斜。然后，从眉间点到颏下点的直线应将鼻梁、鼻尖和唇弓二等分。鼻的长度指从鼻根到鼻孔与上唇交界的距离，一般占面部长度的1/3。鼻翼基底部的宽度为鼻长的2/3。鼻翼基底部宽度正常时，鼻主体的宽度应该为鼻翼基底部宽度的80%。而鼻翼基底部的宽度应约等于内眦的宽度（图3-11）。

在正面观上，鼻尖应该有四个表面标志：两侧的鼻尖表现点、鼻尖上区转折和鼻小柱-小叶角的线条会构成两个等边三角形（图3-12）。

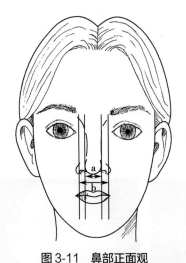

**图3-11　鼻部正面观**
a. 鼻主体宽度；b. 鼻翼基底部宽度；a＝80%b。

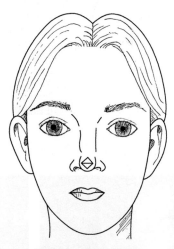

**图3-12　鼻尖表现点**

2. 鼻部侧面观　通过大量的观察测量，人们发现鼻部侧面的美观和谐主要由鼻额角、鼻面角、鼻颏角、鼻小柱-小叶角、鼻尖突出度、鼻尖旋转度决定（图3-13）。

鼻额角：鼻额角是一条柔和凹形弧线，起于眉下部位，连接眉毛与鼻背。鼻额角最深的部位应在目光凝视前方时位于上睫毛线和睑板上皱襞之间。

鼻面角：从鼻根点到鼻尖连线与眉间点到颏点连线的交角。

鼻颏角：由鼻根点到鼻尖连线与鼻尖到颏点连线交叉形成的角度。

鼻小柱-小叶角：由鼻小柱和鼻尖下小叶连接形成。此部位的饱满度增加通常是由鼻中隔尾侧端突出引起（图3-14）。

鼻尖旋转度：旋转度是通过鼻唇角角度来确定的。鼻唇角是在侧面画一条经过鼻孔最前点和最后点的直线和垂直于面部自然水平面的垂线之间所形成的角。

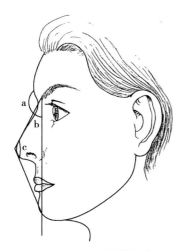

**图3-13 鼻部美学角度**

a. 鼻额角，通常为115°～130°；b. 鼻面角，通常为30°～40°；c. 鼻额角，通常为120°～132°。

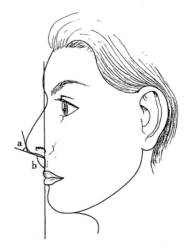

**图3-14 鼻小柱-小叶角与鼻尖旋转度**

a. 鼻小柱-小叶角，约30°～45°；b. 鼻尖旋转度，约90°～100°。

鼻尖突出度：当上唇突出度正常时，应在接近上唇最突出的部分画一条垂直线，至少50%～60%的鼻尖应位于此线之前。位于垂线之前的超过60%，鼻尖被认为是过度突出。少于50%，被认为高度不足。

## （二）唇的美学标准

唇部位于面下1/3部分。由于两侧对称，所处解剖部位系面部正面暴露部位。因此，唇的缺损和畸形，不仅很大程度影响患者的进食和发音，对容貌的影响也极大。

唇上达鼻底，下达颏唇沟，两侧以唇面沟为界。中间有横行的口裂将其分为上下唇，口裂两侧为口角。

1. 唇部正面观 从正面观，一个正常美观的上唇呈弓形状态。有一个红色的边缘，称之为唇红或朱缘。其与皮肤的交界处有一白色的细嵴，称皮肤白线或朱缘嵴。唇红中部的弓形较明显，称朱缘弓或丘比特弓（Cupid's bow）。朱缘弓的正中有一条浅沟，称人中。人中下方的红唇呈结节状，称唇珠。

上唇较下唇稍薄又微微翘起，唇珠饱满，两端嘴角也微向上翘的口唇，被人们认为是美观的唇形。相反，从正面观，唇红太宽、太长，缺乏唇珠，上唇较下唇更厚更紧，则应通过唇整形术予以改善。

口唇的宽度大约等于角膜内侧缘之间的距离，也大约等于口角至颏部的距离（图3-15）。

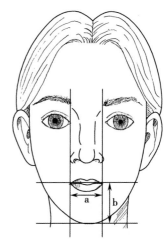

**图3-15 唇的宽度**

a. 唇的宽度；b. 口角至颏部距离。

上唇的厚度约5～8mm，下唇的厚度约10～13mm。厚度小于4mm的口唇比较薄，厚度在8～12mm的为偏厚唇。

面部的下1/3被通过下唇红的水平线等分（图3-16A）。通过颏唇线的水平线将口裂到颏最低点的距离分为1:2（图3-16B）。

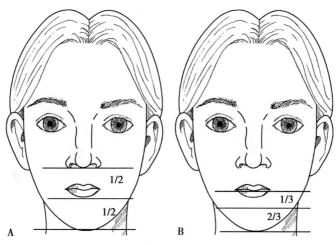

图 3-16　唇部正面比例关系

2. 唇部侧面观　从侧面观，上唇较下唇略松且薄，微微突出、翘起，并轻轻盖于下唇之上。一般情况下，上唇突出超过下唇约 2mm。

唇颏关系：上唇约位于自鼻底至颏垂线前 3.5mm 处，下唇约位于颏垂线前 2.2mm 处。一般当上唇超过前额正中鼻根点垂直于水平线的降线时，常为小颏畸形，当上唇接近于经眼眶垂直于水平线的降线时，则常为"地包天"患者面容。

Ricketts 审美平面也对唇部侧面观的评价有重要意义（见图 3-8）。

3. 唇部的动态美学　由于唇部的特殊性，其美学不仅在于静态，还包括动态时的美观。一个美观的唇，应在微笑或大笑时对称，无凹陷，线条自然。同时，唇与齿的关系十分密切。在微笑时，上颌切牙能全部露出，而几乎不暴露牙龈被认为是经典的微笑。因此，医师在进行唇部整形手术时，应综合考虑各种因素，以达到美观和谐。

## 小　结

人的面容因性别、年龄、种族等因素有较大差异，随着患者对美容整形手术的个性化要求日趋增高，术前做好面容美学分析对手术方案制定和术后效果预测起着至关重要的作用。

掌握颌面部骨组织及软组织的美学测量标准在面部美容分析中十分重要。目前 X 线头影测量在颌骨美学测量中应用较多，但随着科技的发展，CBCT 和三维重建技术在临床工作中也逐渐有所应用。美容平面及"三庭五眼"是颌面部软组织最基本的美学评定标准。在关注面部整体美学测量标准的前提下，对于眼、鼻、唇局部美学标准的掌握更为重要，并且一名合格的医生应该对面部美学局部与整体的关系有着深刻的理解。

（王　杭）

**思考题**

1. X线头影测量分析在颌骨美学测量中的应用有哪些？
2. 颌面部软组织美学评定标准有哪些？
3. 如何评价鼻唇的美？

# 第二节 口腔美学基础

## 一、微笑美学基础

微笑是人类最重要的表情之一，是口腔美学诊治的基础。

### （一）常用的微笑美学评价的解剖学标志及指标（图3-17）

1. **上唇曲线** 上唇曲线是指微笑时上唇的弧形下缘。通常上唇曲线向下凸或平直的微笑比上唇曲线向上凸的微笑更美。

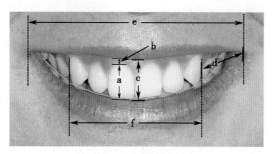

**图3-17 常用微笑的美学评价标志及指标**

蓝色曲线：上唇曲线；红色曲线：下唇曲线；黄色曲线：微笑曲线。

a. 牙冠显露量；b. 牙龈显露量；c. 唇间隙；d. 口角颊间隙；e. 微笑宽度；

f. 尖牙间距；微笑指数 = e/c；齿颊隙指数 = f/d。

2. **下唇曲线** 下唇曲线是指微笑时下唇的弧形上缘。

3. **微笑曲线** 微笑曲线简称微笑线或笑线，是指上颌前牙切端及后牙颊尖所连成的微弯向下的曲线，是较常用的美学评价指标。理想的微笑线与微笑时下唇曲线一致。

4. **前咬合平面** 前咬合平面是指左右尖牙牙尖与左右中切牙切缘的连线所形成的平面。

5. **牙冠的显露量** 牙冠的显露量是指微笑时上唇下缘至上颌前牙切端的垂直距离（图3-17）。

6. **牙龈的显露量** 牙龈的显露量是指微笑时所暴露的上颌牙龈超过牙龈顶点的垂直距离。微笑时一般不显露上颌牙龈，或者上颌牙龈显露在2mm以内，显露少量上颌牙龈可以让人显得年轻些，尤其是女性。牙龈显露超过2mm的微笑，称为露龈笑。

7. **口角颊间隙** 口角颊间隙是指微笑时上颌后牙颊面与颊部内侧面之间的间隙，通常测量上颌尖牙牙冠唇侧最远中的点到口角之间的距离，也称负性间隙或黑色间隙。口角颊间隙是微笑美学评价中的重要指标之一。一般微笑时口角颊间隙两侧对称，口角颊间隙越大，美观效果越差，间隙小较美观，但是口角颊间隙缺失的患者微笑时常呈义齿面容。

8. 唇间隙 唇间隙是指在面中线上上唇最下点与下唇最上点间的距离。

9. 微笑宽度 微笑宽度是指微笑时左右口角之间的距离。

10. 微笑指数 微笑指数是指微笑宽度与唇间隙的比值。反映的是微笑时口裂长宽比。

11. 齿颊隙指数 齿颊隙指数为上颌尖牙唇侧最远中点之间的距离与口角颊间隙的比值。反映口角颊间隙在微笑宽度中所占的比例。

### (二)微笑曲线的分类

根据微笑时牙和牙龈显露量将微笑曲线分为三类:①高笑线:微笑时上颌切牙显露量为100%及部分牙龈显露(图3-18A);②中笑线:微笑时上颌切牙显露量为75%～100%(图3-18B);③低笑线:微笑时上颌切牙显露量少于75%(图3-18C)。高笑线的人显得年轻,中笑线较为美观,随着年龄增长,面部肌肉的逐渐松弛,微笑时上颌切牙和牙龈显露减少,低笑线使人显老。

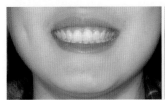 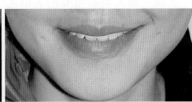

A. 高笑线　　　　　　　　B. 中笑线　　　　　　　　C. 低笑线

图3-18　微笑分类

## 二、牙龈美学基础

### (一)游离龈美学指标

1. 牙龈顶点 牙龈弧形轮廓上最接近根尖方向的点(图3-19)。

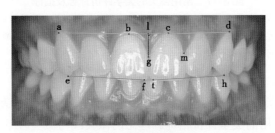

图3-19　牙龈美学指标

a:右上颌尖牙牙龈顶点;b:右上颌中切牙牙龈顶点;c:左上颌中切牙牙龈顶点;d:左上颌尖牙牙龈顶点;abcd连线:牙龈平面;efth连线:前咬合平面;g、m:左上颌中切牙近远中龈乳头顶点;gl:左上颌中切牙及左上颌侧切牙间龈乳头高度;角gcm为左上颌中切牙的牙龈角

2. 牙龈平面 左右上颌中切牙和尖牙牙龈顶点的连线为牙龈平面(图3-19)。牙龈平面应与双侧瞳孔连线及前咬合平面平行,垂直于面部中线(图3-19)。

### (二)龈乳头美学指标(图3-19～图3-21)

1. 龈乳头高度 龈乳头顶点到其近远中相邻牙的牙龈顶点连线的距离为龈乳头高度。若龈乳头高度不足,则不能充满邻间隙使邻间隙出现三角形间隙,称为"黑三角"现象;若龈乳头高度过大,则为牙龈水肿的表现。

2. 牙龈角　牙龈角为牙的近远中龈乳头顶点与牙龈顶点连线所构成的角。反映龈缘弧形的弯曲度。

3. 龈乳头外形指数　Jemt 根据龈乳头的高度与邻间隙间的关系将龈乳头分为 5 个等级，即龈乳头外形指数：0 度为无龈乳头；1 度为龈乳头高度不足邻间隙高度的一半；2 度为龈乳头高度超过邻间隙高度一半但未达邻接触点；3 度为龈乳头完全充满邻间隙，软组织外形恰当；4 度为牙龈增生。并将其作为评价种植体近远中龈乳头大小的指标。

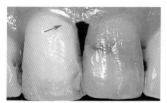
龈乳头外形指数0度

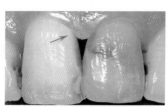
龈乳头外形指数1度

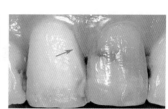
龈乳头外形指数2度

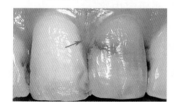
龈乳头外形指数3度

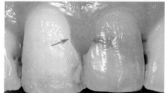
龈乳头外形指数4度

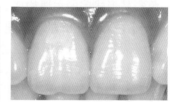
正常龈乳头

图 3-20　龈乳头外形指数

（三）龈缘曲线
同颌牙龈缘所连成的左右对称、各牙位不同的波浪形曲线（图 3-21）。

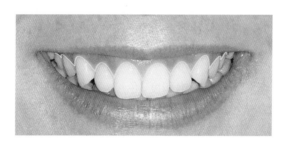
图 3-21　龈缘曲线

小　结

　　唇、齿及牙龈的形态及位置关系是微笑美学的重要组成部分，在美学中常用上唇曲线、下唇曲线、微笑曲线、前咬合平面之间的形态位置关系及牙冠的显露量、牙龈的显露量、微笑指数、齿颊隙指数来评判微笑。根据微笑时牙和牙龈显露量将微笑曲线分为三类：高笑线、中笑线及低笑线。牙龈顶点、牙龈平面、龈乳头高度、牙龈角、龈乳头外形指数及龈缘曲线则是临床上常用的牙龈美学评价指标。

**思考题**

1. 简述微笑线的分类？
2. 简述口角颊间隙的美学意义？
3. 简述牙龈乳头外形指数分级？

（张华坤）

# 第三节 口腔色彩学基础

## 一、色彩学基础

色彩是形式美的主要构成要素，色彩美学是口腔美学的主要研究内容。

### （一）色彩产生的基本原理

无光无色，人们之所以能看见物体的色彩，是因为光源（如太阳、电灯、烛光、火光等）或反射光（如月亮、镜子、水面、墙面、地面等物体表面对光源的反射作用所产生的光）照射到被观察物体上，被观察物体再将光反射或透射到观察者的眼睛，我们看到的物体的色彩是被观察物体所透过（透明、半透明物体）的颜色即透过色，或者是被观察物体反射的光的颜色，即表面色。物体的透过色及表面色统称物体的固有色。

### （二）色彩的分类

色彩可分为无彩色和有彩色两大类。无彩色是黑色、白色及二者按不同比例混合所得到的各种灰色，有彩色是指可见光谱中的红、橙、黄、绿、青、蓝、紫等色彩。

### （三）色彩三要素

色相、纯度、明度是描述彩色特征的基本要素。

1. 色相（hue） 色相又称色别，简写为 H，是色彩的名称，如：红、橙、黄、绿、青、蓝、紫。取决于光的波长。

2. 纯度（chroma） 纯度又称色彩饱和度、色度、彩度，简称为 C，是指色彩的纯净程度，色彩纯度与物体的表面结构有关，取决于物体对光的反射率。可见光谱的各种单色光是最纯的颜色，当一种颜色掺入黑、白或其他有彩色时，纯度降低。

3. 明度（value） 明度反映的是色彩的明暗程度，简写为 V，明度主要决定于物体对光的反射的强度及光的强度。纯度相同的不同颜色之间有明度差别，同一颜色由于反射光量的强弱不同产生不同的明度。色彩的明度变化常影响到纯度改变，同一颜色加入黑色以后明度降低，同时纯度也降低；同一颜色加入白色以后明度提高，但纯度却降低。

色彩的色相、纯度和明度这三个要素密不可分，在分析物体色彩时必须同时考虑。

### （四）色彩的混合

经过长期的研究验证及通过色彩学理论分析，自然界中所有的颜色均可以由品红（cyan）、柠檬黄（yellow）、湖蓝（magenta）这三种颜色通过一定比例混合得到，而这三种色中的任何一种颜色都不能由其他颜色混合产生，色彩学上称这三种颜色称为三原色或三基色。

由两种原色按不同比例混合产生的颜色称之为间色，其中红、绿、蓝是典型的间色。三种原色按不同比例混合出的新色称为复色。一种原色与另外两种原色混合出的间色混合产生的颜色，也称为复色。如两种颜色等量混合调出黑色或深灰色，这两色就被称为互补色，如黄色的补色是蓝色，品红的补色是绿色，青色的补色是红色。色彩生理学研究发现，人在注视某一颜色时，总是希望看到与其相对的补色来达到生理上的视觉平衡。两种及以上的有彩色混合后纯度降低，明度降低。

### （五）物体色彩变化规律

物体固有色由光源色、环境色及物体的物理属性决定。

1. 光源对物体固有色的影响　色温是环境光源的平均波长，其单位是开尔文（K），如：晴天中午的室外光的色温大约是 5 000～6 000K，标准光源 D65 的色温为 6 500K±200K。光照强度，简称光强，又称照度，是单位面积上所接受可见光的能量，用于指示光照的强弱，国际单位为勒克斯（Lux 或 Lx）。物体色总是随着光源色的变化而发生变化。同一物体在两个光源照射下呈现的颜色差别，称为色差。光源的显色性是指光源对物体颜色的还原能力，光源的显色性与光源的色温、光照强度及组成光源的色光相关。显色指数是光源显色性的评价参数，将标准太阳光的显色性设定为 100（100%），同色温下将光源的显色性与标准太阳光比较的结果称为某种光源的显色指数，D65 标准光源的显色指数要求在 95 以上。只有在适宜的色温、良好的显色性、适宜的光照强度条件下物体的颜色才是其真实的色彩。光照强度过强则引起眩光效应，辨色能力减弱，光照不足则明视度下降。用于口腔美学比色工作的光源，适宜的光照强度为 1500Lx 左右，色温接近于晴天中午的室外光色温的全色光比较适宜，显色指数越高越好。下面列举常见光源的色温及显色指数（表 3-1）。

表 3-1　常见光源的色温、显色指数

| 光源 | 色温 /K | 显色指数 |
|---|---|---|
| 白炽灯　卤钨灯 | 3 000～3 200 | 97～99 |
| 日光色荧光灯 | 5 500～6 000 | 65～75 |
| 三基色荧光灯 | 3 200 | 85 |
| 氙灯 | 6 000 | 94 |
| 镝灯 | 5 500～6 000 | 75～85 |
| 高压钠灯 | 2 100 | 21～23 |
| 高频气体放电灯 | 4 300～5 600 | >94 |
| 高显色 LED 灯 | 3 000～12 300 | 85～97.7 |

2. 环境色对物体固有色的影响　被观察物体因周围环境物体反射光的作用会产生色彩变化，这些周围物体所呈现的综合色彩称为环境色。每个物体的色彩都不是孤立存在的，而是交相辉映，即物体色受特定环境色的影响，而其呈现的色彩又反过来影响到其他物体的固有色。环境色对物体固有色的影响通常在物体背光部较为明显，虽没有光源色的影响那么强，但引起的变化却非常复杂。

3. 物体属性对物体固有色的影响　物体固有色除了与物质本身的材质有关外，还与物体表面的粗糙程度相关，在光滑平整的物体表面发生镜面反射，在粗糙的物体表面会发生漫反射，因而影响到物体的颜色的变化。透过色除了与透明物体表面粗糙程度有关外，还与其透明度（即透光的程度）、厚度及密度是否均匀有关，密度不均匀的透明物体对透过的光产生散射。

**（六）色彩的表述与色彩体系**

在生活中许多情况下（如绘画、染色等）需要对色彩进行准确的描述及交流。但是生活中人们对颜色的观察在很大程度上受心理因素的影响，对色彩的表述也很感性化，为了便于色彩感觉的描述交流，经过长期的实践总结，艺术家们探索及创造了很多色彩的表述理论及方法。其中最常用的有色环及色立体。

1. 色环　我们把各种颜色按照一定色彩视觉规律排列成环形，能够比较直观地描述色彩构成规律，这种表述色彩构成规律的环形图称为色环。在各种色环中最常用的是"伊登十二色彩环"，由约翰斯·伊登（Johannes Itten）在牛顿等前人的色彩理论基础上提出的。

2. 色立体　为了更全面、科学、直观地表述色彩构成规律，用三维坐标轴与颜色的三个要素对应起来，将各种颜色按照一定的排列次序容纳在这一个空间内，使每一个颜色都有一个对应的空间位置，反过来，在空间中的任何一点都代表一个特定的颜色，我们把这个空间称为色彩空间，简称"色立体"。色彩空间体系将色彩的三要素进行量化，便于人们进行交流，规范色彩的使用，这种将感觉色彩进行量化的理论体系称为色彩体系。色彩体系对于研究色彩的标准化、科学化、系统化及实际应用均有着举足轻重的作用，牙科的数字化比色系统即是色彩体系的实际应用范例。在各种色彩体系中使用最广泛的是由美国画家孟塞尔创立的孟塞尔颜色系统，以及由德国化学家奥斯特瓦德创立的奥斯特瓦德颜色系统。这两种不同的颜色系统，成为两个最具代表性的颜色系统。CIE 表色系统是国际发光照明委员会 1931 年开发并在 1964 年修订的 CIE 颜色系统（CIE Color System）。

3. 影响眼睛辨色能力的生理要素

（1）视野（visual field）：是指用单眼固定注视前方的一点时所看见的空间范围，常用角度来表示，分为周边视野及中心视野（中央 30° 以内范围的视野）。在实际生活中，偏离中心视野的物体常发生变形。

（2）视网膜中央凹（fovea centralis）：相当于眼球后极处的视网膜，中央有一小凹，检眼镜下呈淡黄色，所以又称黄斑（macula lutea）。此处是视觉最敏锐、色觉最精确的部位。视网膜黄斑部的视野范围为 3°～10°。

（3）视角（visual angle）：从所观察物体两端（上、下或左、右）引出的直线到眼调节点的夹角。物体越大，距离越近，视角越大，反之视角越小，我们能分辨的视角越小视力越好，正常情况下人的视角为 1 分角以下。

（4）视敏度（visual acuity）：眼辨别物体形态细节的能力，又称视力。通常用视角的倒数来表示。视网膜各部分的视敏度不同，在亮光下，中央凹的视敏度最高，周围部分的视敏度逐渐下降；在暗处，中央凹的视敏度几乎为零，而周围部分视敏度相对较高而不具色觉。视野中心周围 3°～10° 范围时光线正好落在中央凹的位置，所以视敏度高，此时辨色能力最强，国际发光照明委员会规范了颜色匹配实验使用的视野范围在视野中心周围 10° 范围内。

（5）眩光现象：眼睛受到强烈的光照后出现视觉模糊的现象称为眩光现象。通常眩光现象同光源与眼睛视线形成的角度有关，二者呈角在 60° 以上时一般无眩光作用，在 45° 左右有微弱眩光作用，在 27° 左右有中等眩光作用，在 14° 左右有强烈眩光作用，接近 0° 时有极强烈的眩光作用。为了避免眩光现象，应该避免强光对眼睛的直接照射。

（6）色觉的缺陷：常见的色觉缺陷有色盲及色弱。先天性不能分辨自然光谱中的各种颜色或某种颜色称为色盲；对自然光谱中的各种颜色或某种颜色辨别能力差称色弱。色盲与色弱以先天性因素为多见。男性患者远多于女性患者。色盲分为全色盲和部分色盲（红色盲、绿色盲、紫色盲等），色弱包括全色弱和部分色弱（红色弱、绿色弱、紫色弱等）。有色觉缺陷者不宜从事比色工作。

4. 色彩的易见度　色彩学上把色彩容易看清楚的程度称为色彩的易见度，又称色彩的可视度。色彩的易见度与光的明暗度、色彩面积大小及物体色与背景色的对比度密切相关。光线太弱，易见度差；光线太强，由于眩光现象，易见度也差。色彩面积大易见度大，色彩面积小易见度则小。当光照强弱和物体大小一定时，物体能否被辨别清楚，取决于物体色与背景色在明度、色调、彩度上的对比关系，其中尤以明度作用影响最大。明度、色调、彩度对比强，色彩易见度高；明度、色调、彩度对比弱，色彩易见度低。

## 二、牙体色彩美学基础

### （一）牙体色彩美学的结构基础及特征

牙体组织由牙釉质、牙本质、牙骨质和牙髓构成。

1. 牙本质　牙本质是组成牙的主体部分。呈浅黄色，在口腔内我们所见到的牙的颜色实际上常常是透过牙釉质见到的牙本质颜色，牙本质具有一定的通透性，所以牙本质所呈现的颜色还包含牙髓的颜色。

2. 牙釉质　牙釉质是覆盖在牙本质的牙冠部分的表面的牙体结构，在不同部位其厚度不同，牙尖及切端较厚，牙颈部较薄。牙釉质不是均质状的，所以牙釉质对透过的光线会发生散射作用。通常牙釉质是呈乳白色或淡黄色的半透明体，矿化程度越高，越透明；如果牙釉质发育差，矿化程度低，则透明度差。如果牙釉质越薄、越透明，则牙体呈现牙本质的颜色为主；牙釉质越厚、透明度低则牙齿主要呈现牙釉质的颜色，如氟牙症的颜色（图3-22）。牙釉质表面并不是非常平整光滑，光镜下牙釉质表面有呈平行排列并与牙长轴垂直的线形浅凹状横纹，即釉面横纹，在牙颈部尤为明显，呈叠瓦状。

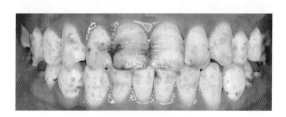

**图3-22　氟牙症**

3. 牙髓　牙髓位于由牙本质构建成的形态与各牙形态近似的牙髓腔内，年轻人牙髓腔比老年人牙髓腔体积大，牙髓属含血管很丰富的疏松结缔组织，牙髓支持营养牙本质，牙本质又保护牙髓，若牙髓坏死，则牙本质变色，因此有些学者认为应将牙本质和牙髓看成是一个整体，称之为牙本质-牙髓复合体。

4. 牙骨质　牙骨质是包绕在牙根表面的一薄层骨样组织，较薄，颜色较黄，正常情况下它对牙体色彩无明显影响。

（二）牙体色彩的特征

1. 牙体的表面色 在活体内牙体表面有一层湿润的唾液膜,唾液膜对入射光发生反射及折射。由于牙釉质表面并不完全平滑,所以投射到牙釉质表面的光发生镜面反射、漫反射及折射（图3-23）,由于唾液膜及牙釉质透明度很高,所以牙体的表面色并非牙体的主体色。

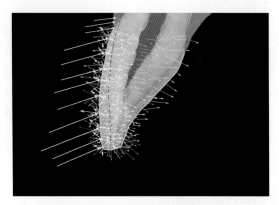

图3-23 牙体表面色及透过色形成

2. 牙体的透过色 半透明性是天然牙重要的光学特性,尤其是牙釉质,所以通常情况下牙体的色调主要由牙釉质的通透性及牙本质的颜色决定。由于牙本质也有透射性,所以牙髓的反射光也参与牙体色彩的构成（图3-23）。牙体的透过色让我们看到了牙体自然而晶莹的透明感及立体感。

3. 牙体的荧光效应 天然牙具有荧光效应。某种常温物质受到较短波长的光或其他较高能量的电磁波的照射后,把能量储存起来,然后缓慢释放出较长波长的光的现象称为荧光效应（图3-24）,所释放出的这种光就叫荧光。

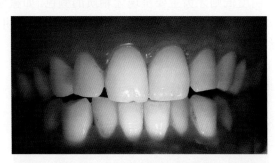

图3-24 天然牙体的荧光效应

4. 牙体色彩的生理性变化

（1）不同牙位的差异:不同牙位的颜色有所不同,天然上颌前牙从尖牙、侧切牙到中切牙明度逐渐增加,而偏红的趋势逐渐减弱,彩度逐渐减小。上下颌前牙的颜色也略有差别,与下颌切牙比较,上颌切牙偏黄、彩度稍大、明度较低（图3-25）。

（2）同一牙位不同部位的差异:由于天然牙牙冠不同部位牙釉质的厚度不同,而且牙釉质并不是均质的半透明体,故同一牙冠的不同部位色彩不同。牙釉质越薄的部位呈现牙本质及牙髓的色彩越明显,所以冠颈部色彩要比其他部位的彩度高而明度低,同时唇颊侧牙颈 1/3 色调彩度受到牙龈色彩影响，多偏黄红；切端 1/3 易受到环境色的影响，冠中 1/3 牙色彩最稳定，所以临床上常以冠中部颜色决定天然牙主色调，牙冠各部分的明度无明显差异（图 3-26）。

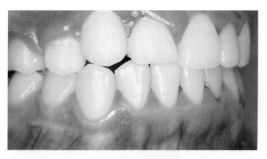

**图 3-25　天然牙体色彩的不同牙位差异**

右上颌尖牙、侧切牙及中切牙的色彩差异并未因易位而变化。

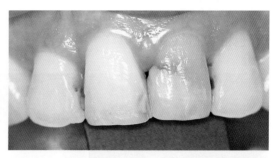

**图 3-26　天然牙体色彩同一牙位不同部位的差异**

天然牙唇面不同部位色彩有差异，自切端至冠颈部彩度逐渐增高。

（3）湿润度的影响：天然牙表面干燥使唾液膜对光的反射及折射现象消失（图 3-27）。研究发现前牙在干燥 15 分钟后，明度显著增加，彩度下降，用聚醚硅橡胶取印模后牙体的明度也增高，这种影响 30 分钟才恢复正常，故比色应在牙体预备前完成。

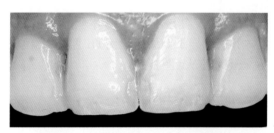

**图 3-27　湿润度对天然牙体色彩的影响**

右上颌切牙表面湿润，明度下降，彩度增加；左上颌切牙表面干燥，明度增加，彩度下降。

（4）年龄差异：随着年龄增长，牙釉质磨耗变薄、染色，继发牙本质形成使牙本质层增厚，髓腔形态的变小，使天然牙牙冠彩度逐渐增大，明度逐渐减小，色调由黄渐偏红（图 3-28）。

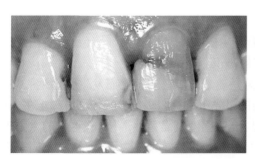
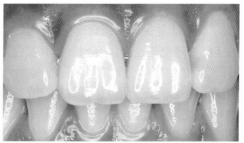

**图 3-28　天然牙体色彩的年龄差异**

（5）种族差异：根据目前的研究结果，种族不同、区域不同，天然牙牙冠色彩有差别。

（6）性别差异：有研究发现，女性前牙比男性前牙的颜色浅而黄，亮度高，彩度低，随年龄增长差异增大，但也有研究发现男女性间前牙的色彩没有区别。

5. 牙体色彩的病理性变化

（1）牙髓坏死：死髓牙明亮度低于活髓牙，半透明性减小，荧光效应减弱，色彩饱和度大，色相偏红黄（图3-29）。

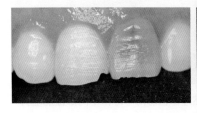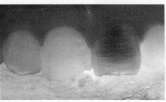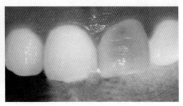

**图3-29　死髓牙唇面色彩特征**

左上颌中切牙为死髓牙，彩度增高，半透明性减小，荧光效应减弱，明度低，色调更偏黄红。

（2）牙釉质发育异常：由于各种原因导致牙釉质的表面结构、厚度、透明度及色彩的异常，导致牙冠颜色与健康牙牙冠颜色不同。例如：氟牙症患者牙冠表面常呈蜂窝状，牙釉质厚薄不均，常有色素沉着，牙釉质不透明，故牙冠颜色明显不均，常呈白垩色或黄褐色，彩度下降、明度减低（图3-22）。

（3）牙本质发育异常：牙本质发育异常，导致牙本质的色彩改变，牙本质吸收与反射的色光与健康牙不同，故牙体颜色有异于健康牙。例如：四环素牙的明度降低，多呈淡灰色、黄褐色，色调更黄偏红，色彩饱和度大（图3-30）。

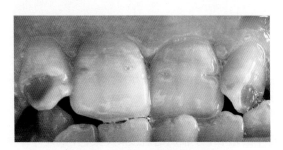

**图3-30　四环素牙的牙体色彩**

## （三）影响牙体色彩的因素

除了天然牙体生理及病理变化对牙体色彩产生影响外，光源色、环境色、背景色及比色者的生理、心理变化也会影响到牙体真实色彩的辨识。

1. 光源色对牙体色彩的影响　牙体颜色总是随着光源色的变化而发生变化（图3-31）。人主要活动在日光下，所以牙体比色应在标准的日光下进行，即：天气晴至少云，上午 10 点至下午 2 点之间的太阳光光谱最均匀，其色温、光照强度及显色性最佳，在这样的太阳光照射下物体所呈现的颜色是最真实、最自然的颜色。不同的气候条件、不同时段、不同季节及不同地区的日光的色温、显色指数及光照强度有差异，清晨和黄昏的阳光色温偏低，正午的阳光色温偏高。当光源的光照强度、色温及显色性不适合时，我们看到的物体会有色差，当然人可能在各种光源条件下活动，所以临床上采取在多种光源下多次比色较理想，但过程比较烦琐而难以实施。而标准日光常常可遇而不可求，所以临床上比色常选用与标准日光相近的标准人工光源（如标准光源 D65）作为比色光源。

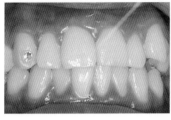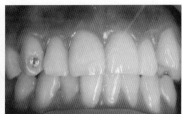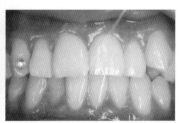

图 3-31 光源色对牙体色彩的影响

2. 环境色对牙体色彩的影响　患者口唇的颜色、牙龈颜色、衣服的颜色、房间墙面以及陈设的颜色都会对牙体的色彩产生影响。

3. 背景色对牙体色彩的影响　在不同的背景色的衬托下，人眼对牙体色彩的识别会出现差异。实验研究黑色及蓝色作为背景时观察者牙体色彩辨别的正确率较高，白色作为背景比色准确性最低，临床上还发现以灰色作为背景比色的修复体的色彩准确性较高（图 3-32）。

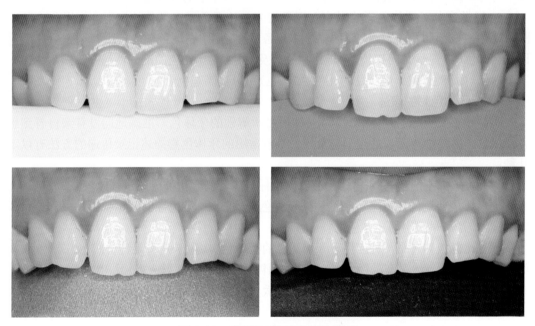

图 3-32 背景色对牙体色彩的影响

4. 观察者的辨色能力对牙体色彩的影响　色彩感觉是一个主观判断的过程，与观察者的视觉生理功能和视觉心理相关。黄斑是视觉最敏锐、色觉最精确的部位。当牙体距离眼睛大约 50～60cm（与人的臂长相当，图 3-33）时正好落在黄斑处，此时比色者的辨色能力最佳。

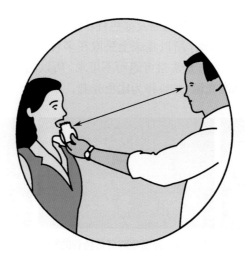

图 3-33　牙体比色距离

有研究表明,医生与患者之间、修复科医师与其他口腔科医师之间对牙体色彩的审美有一定差异、同一个医师两次配色结果可能不同,尤其是口腔医生与患者之间的牙体色彩审美差异直接影响到修复的效果及修复满意度,虽然研究发现医生选色比患者更准确,但是修复体的颜色最好由医生与患者共同协商确定,因为患者满意才是我们的最终目标。通过学习色彩知识进行比色训练可以提高受训者的牙体比色的准确度。

5. 视觉疲劳对牙体色彩的影响　视觉疲劳会使观色者对颜色的辨别产生误差。所以医生比色应在牙体预备前进行,如果牙体预备后比色,则在比色前应让眼睛稍作休息后再比色。比色时,观察时间越长,由于视觉疲劳及视觉适应,比色的准确性越差。偶尔注视一下中性色(如灰色)或牙齿颜色的补色(如蓝色)可以提高观色者的色觉敏感度。

### (四) 牙体色彩的表述

医师除了要正确辨别牙体色彩外,如何将所辨别的牙体色彩准确地向没有亲自看到患者牙体色彩的技师传递表达也同样重要。目前常用的牙体色彩描述记录传递的方法有以下几种:

1. 比色板比色法　用牙科比色板上的色标与患者的余留健康牙进行比较,选取色彩与患者健康牙最接近的色标来记录描述修复体色彩的方法,用色标的名称将牙体色彩信息传递给技师,是最早采用的牙体色彩表述方法。

牙科比色板其实是一种应用于牙体比色的特殊色卡,色卡是将某种材质(如:纸、面料、塑胶及牙等)上自然存在的颜色按一定的规律制作成用于色彩选择、比对、沟通的标准工具,色卡上的各种颜色称为色标。牙科比色板根据其发展过程可以分为两类:传统比色板及三维比色板。

(1) 传统比色板:传统比色板不是按照色彩学的原理设计,而是将人群中出现的频率比较高的天然牙的颜色制作成色标,按照色标的色调(色相)分为几组,每个色调组又根据彩度的大小顺序分为几个色标,色标之间的色调、彩度差值不均等,在色彩空间上的分布不均,同时忽略色彩三要素中的明度,而明度是描述任何颜色的基本要素,也是人类辨别颜色时最敏感的色彩要素。传统比色板比色时先确定色调组,然后在色调组的色标中确定彩度(图 3-34)。

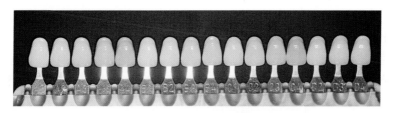

图3-34　传统比色板

（2）三维比色板：三维比色板的共同特点是全面考虑了色彩三要素。将色标按照色相、明度及彩度进行分类，而且色标之间的明度、色调、彩度差是均等的，所以各色标在色彩空间上呈规律地分布，只是不同厂家的比色板在确定色彩三要素的顺序有所不同，故色标的分组顺序也有差别（图3-35）。

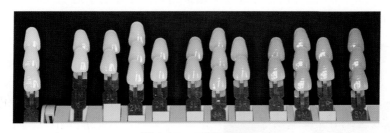

图3-35　三维比色板

用比色板进行牙体比色时的注意事项：

1）应选用标准日光或与标准日光相近的标准人工光源（常用光源D65）作为比色光源；观测线与牙面垂直时，光照应与牙面约呈45°角。

2）患者的衣着不应太艳丽、不涂唇膏，房间墙面及陈设以灰色及蓝色为佳，色彩尽量单一些，摆设不要太杂乱；医师的衣着要求也相同。

3）选用黑色、灰色或蓝色作为比色背景。

4）比色板及牙体大约距眼睛一臂的距离。

5）比色者应学习色彩知识、参加比色训练，提高自身的辨色技能，不断地总结辨色经验。

6）最好在牙体预备前比色，尽量在短时间内完成比色，比色时偶尔注视一下中性色（如灰色）或牙齿颜色的补色（如蓝色），可以提高观色者的色觉敏感度，避免视觉疲劳导致误差。

7）将牙体唇面进行分区比色、分区描述，以牙体中部色彩作为牙体的主色调。

8）将所能观察到的牙体的半透明性一并描述，尤其是切端及发育沟形态，最好用图描绘出。

2. 数码照片表述法　数码相机的使用，为图片的色彩处理及传递带来方便，我们可以直接将患者的牙体色彩信息记录在照片上，直接传递给技师，与常规的比色板比色法合用可以明显提高牙体色彩信息的描述准确度。但数码照片由于拍摄的条件差异（如光源、曝光参数、白平衡、镜头、相机、拍摄角度等不同）会导致照片记录的色彩出现偏差（图3-36）。

3. 比色仪测色法　不管单纯用牙科比色板比色还是数码照片加上比色板比色，其准确性及可靠性都会受比色条件、比色者辨色能力的影响，另外与色彩信息的描述密切相关。

仪器测色可减少视觉比色时主客观因素对测色结果的影响,结果更加客观,描述更加规范统一。比色仪是用于测量物体色彩的仪器。比色仪测色的可重复性好,而且可以同时记录图像,可向技师传递所测天然牙的形态、色斑,尤其是透明度的特殊信息,但目前的比色仪设计复杂、价格昂贵,而且测色精确度受比色仪的设计、测色方式的影响,尚不能完全代替比色板比色,最好是与比色板比色联合使用,首先用比色仪测色,再由人工核对比色结果;如果使用比色仪测色、比色板核对、辅以数码照片记录则更为准确。

4. 天然牙体半透明性特征的表述　半透明性、浑浊度、晕色、表面光泽度、荧光性等特性是天然牙除了颜色以外的光学特征,其中以半透明性最为重要。即使修复体的颜色非常准确,如果缺少半透明性,则这样的修复体看去缺乏立体感(深度感)。

测量半透明性的仪器结构非常复杂,价格昂贵,所以目前临床上天然牙的半透明性仍然以目测法及真彩照片记录为主。医生可以按照分区法将观察到的实际情况在牙体唇面模式图上描绘并按高、中、低等几个等级模糊地描述天然牙体的半透明性(图3-37)。彩色照片可以向技师提供部分天然牙体半透明性的特征。

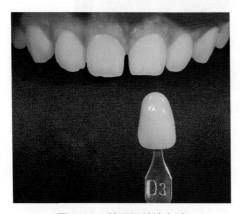

图3-36　数码照片比色法

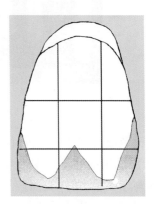

图3-37　牙体半透明性的彩色照片描述法

### (五)天然牙体光学特征的仿真制作

医师在临床上选择和确定的牙体颜色、牙体半透明性等天然牙体的美学信息,需要技师在修复体的制作过程中准确再现,因此技师对修复体的美学再现是牙齿美学修复中另一个非常重要的环节。

1. 天然牙体色彩的仿真制作　在修复体制作过程中,根据天然牙的光学特征分层分区制作,以达到仿真效果(图3-38)。

2. 天然牙体半透明性的仿真制作　修复体的仿牙釉质材料及透明材料除了在牙齿的颜色再现中起着重要的作用外,更主要的作用是对牙体的半透明性进行模仿。金属烤瓷冠的金属内冠没有通透性,所以金属烤瓷冠仅能在切端模仿天然牙的半透明性;全瓷内冠具有通透性,可以模仿天然牙体的半透明性,所以全瓷冠比金属烤瓷冠的仿真度更高(图3-39)。

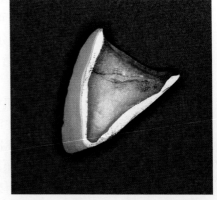

图3-38　烤瓷冠对天然牙体色彩的仿制

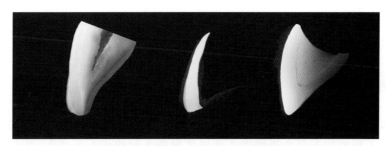

图3-39 修复体与天然牙半透明性对比

3. 荧光效应的仿真制作 通过在瓷修复材料中混入稀有金属铈、铕、铯、锆、钒、铋的氧化物,可使瓷冠具有一定荧光效应(图3-40)。

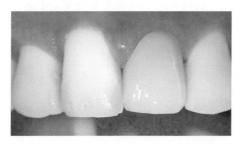

图3-40 天然牙及瓷牙的荧光效应对比

4. 个性色彩仿真制作 为了增加瓷修复体的仿真效果,采用各种特殊效果瓷粉,如颈瓷、增白瓷、牙龈瓷、颜料瓷及乳光效果瓷等,模拟和再现天然牙的釉裂、染色、白斑、沟裂染色及特殊的牙齿颜色(如四环素牙)等各种牙齿的色彩美学特性。

### 三、牙龈色彩美学基础

粉色美学也日益受到人们的重视,在临床口腔修复过程中,常遇到缺牙区牙槽嵴严重吸收或基牙牙龈退缩的病例,直接修复则人工牙或桥体的牙冠很长,严重影响美观,需要模拟修复牙龈组织(图3-41)。在不同肤色的人种之间牙龈和牙槽黏膜颜色有差异,颜色范围从浅粉红至深紫色。牙龈的色彩主要与角化程度和血管分布有关,所以游离龈,附着龈和牙间乳头因黏膜上皮角化程度及血管分布不同而颜色有一定差异(图3-42)。

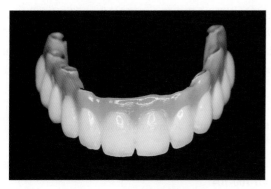

图3-41 牙龈瓷修复案例

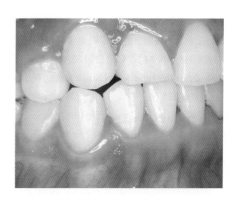

图3-42 各部位牙龈颜色的差异

牙龈色彩的描述也可以通过专用的牙龈比色板进行比色、通过数码照片记录，或通过比色仪测色。

 **小　结**

　　牙体色彩是牙的形式美的主要内容，修复体的色彩也是患者最关注的内容。在口腔内我们所见到的牙齿颜色实际上是透过牙釉质见到的牙本质颜色，牙釉质的厚度、透明度及散光性决定了牙体颜色。牙本质具有透射性，所以牙本质所呈现的颜色又包含了牙本质本身的颜色及牙髓的颜色。牙体色彩具有牙位、部位、年龄、种族、性别的差异，受到牙体表面湿润度、光源、环境色、背景色、观察的视角、观察者的辨色能力、视觉疲劳等因素的影响。牙髓坏死、牙釉质发育异常、牙本质发育异常等病理变化可影响牙体色彩。目前常用的牙体色彩的表述方法有：比色板比色法、数码照片表述法、比色仪测色法。

（张华坤）

## 思考题

1. 简述牙体色彩的特征。
2. 简述临床上影响牙体比色的因素有哪些？如何避免这些因素的影响？
3. 临床上医技间牙体色彩信息传递的方法有哪些，各有何特点？

## 参考文献

1. 于海洋，胡荣党. 口腔医学美学. 3 版. 北京：人民卫生出版社，2015
2. 傅民魁. 口腔正畸学. 5 版. 北京：人民卫生出版社，2007
3. 毛小炎，归来，牛峰，等. 下颌骨容貌美学的三维测量. 中华医学美学美容杂志，2017，23（6）：379
4. 宁义志，明志强. 颌面部软组织侧貌美学研究进展. 华北理工大学学报（医学版），2012，23（6）：810-811
5. 张华坤，王敏，罗开，等. 三庭五眼的最佳定点探索. 医学与哲学（B），2017，38（5）：64-69
6. 祖青，米丛波，李运科，等. 中国美貌汉族女性鼻部特征的测量. 中国组织工程研究，2012，16（2）：372-376
7. 罗卫红，傅民魁. 面部侧貌美学特征的调查分析与研究（第一部分）. 实用口腔医学杂志，1998（3）：202-205
8. HOCHMAN M N，CHU S J，TARNOW D P. Maxillary Anterior Papilla Display During Smiling: A Clinical Study of the Interdental Smile Line. The International journal of periodontics & restorative dentistry，2012，32（4）：375-383
9. PECK S. The gingival smile line. Angle Orthodontist，1992，62（2）：91
10. Tjan A H L，Miller G D，The J G P. Some esthetic factors in a smile. Journal of Prosthetic Dentistry，1984，51（1）：24-28
11. ELHINY O A，HARHASH A Y. Buccal Corridors: A Fact or a Myth in the Eyes of Laymen?. Open Access Macedonian Journal of Medical Sciences，2016，4（4）：700-704

12. MOORE T, SOUTHARD K A, CASKO J S, et al. Buccal corridors and smile esthetics. American Journal of Orthodontics & Dentofacial Orthopedics, 2005, 127 (2): 208-213

13. IOI H, KANG S, SHIMOMURA T, et al. Effects of buccal corridors on smile esthetics in Japanese and Korean orthodontists and orthodontic patients. American Journal of Orthodontics & Dentofacial Orthopedics, 2012, 142 (4): 459-465

14. JEMT T. Regeneration of Gingival Papillae After Single-Implant Treatment. International Journal of Periodontics & Restorative Dentistry, 1997

15. 王庭槐. 生理学. 9 版. 北京: 人民卫生出版社, 2018

16. 于国瑞. 色彩构成 (修订版). 北京: 清华大学出版社, 2012

17. 于世凤. 口腔组织病理学. 7 版. 北京: 人民卫生出版社, 2012

18. METE J J, DANGE S P, KHALIKAR A N, et al. Comparative study of shade matching performance of dental students under natural daylight and daylight lamp conditions. European Journal of Esthetic Dentistry, 2013, 8 (2): 192-199

19. CORCODEL N, RAMMELSBERG P, MOLDOVAN O, et al. Effect of external light conditions during matching of tooth color: an intraindividual comparison. International Journal of Prosthodontics, 2009, 22 (1): 75-77

20. 谢铄. 显色性、色温和白平衡理论及其应用研究. 浙江教育学院学报, 2004, (1): 56-60

21. 朱津蓉, 赵云凤, 朱红. 410 颗上颌活体前牙的颜色测量及分析. 中华口腔医学杂志, 1998, 33 (9): 658-659

22. SADEGHI M. Differences in color perception among dental students of Rafsanjan in 2003.2004

23. 熊芳, 巢永烈. 天然牙和牙科修复材料的半透性. 国外医学口腔医学分册, 2005, 32 (6): 411-413

24. CHITRARSUS V K, BALASUBRAMANIAMS M. Analysis of Shade Matching in Natural Dentitions Using Intraoral Digital Spectrophotometer in LED and Filtered LED Light Sources. Journal of Prosthodontics, 2017

25. 陈英伟, 吴平洋. 背景及色彩培训对比色效果的影响. 临床口腔医学杂志, 2005, 21 (5): 301-303

26. 吴华, 王新知, 高承志. 口腔修复临床医生与患者目视比色的差异对比. 实用口腔医学杂志, 2003, 19 (6): 627-629

27. KARAMAN T, ALTINTAS E, ESER B, et al. Spectrophotometric Evaluation of Anterior Maxillary Tooth Color Distribution According to Age and Gender. Journal of Prosthodontics, 2018

28. SINMAZISIK G, TRAKYALI G, TARCIN B. Evaluating the ability of dental technician students and graduate dentists to match tooth color. The Journal of Prosthetic Dentistry, 2014, 112 (6): 1559-1566

29. ODIOSO L L, GIBB R D, GERLACh R W. Impact of demographic, behavioral, and dental care utilization parameters on tooth color and personal satisfaction. Compendium of Continuing Education in Dentistry. supplement, 2000, 62 (29): S35

# 第四章　口腔微距摄影

## 学习目标

**口腔医学专业：**

1. 掌握：口腔微距摄影的概念和目的；口腔微距摄影拍摄的内容与基本要求；数字化美学设计技术概念。

2. 熟悉：口腔微距摄影器材；数字影像管理；图像后期处理。

3. 了解：口腔微距摄影的历史；在美学医疗中的作用。

**口腔医学技术专业：**

1. 掌握：口腔微距摄影拍摄的内容与基本要求；数字化美学设计技术概念。

2. 熟悉：口腔微距摄影的概念和目的；口腔微距摄影器材；数字影像管理。

3. 了解：图像后期处理；口腔微距摄影的历史；在美学医疗中的作用。

## 第一节　口腔微距摄影概述

摄影（photography）是指使用某种特定设备进行影像记录或者创造美的过程。一般我们使用机械照相机或者数码照相机进行静态图片摄影；使用摄影机进行动态摄影，捕捉画面动态信息。口腔微距摄影是指使用微距镜头和单反相机，捕捉患者口腔组织以及微笑相关影像的过程。口腔微距摄影能够将患者的影像信息保存下来，并加以利用，对口腔临床治疗、教学、研究有重要的作用。

### 一、口腔微距摄影的目的

口腔微距摄影多属于静态摄影，其用途相对狭窄。在临床医疗中，口腔微距摄影可以捕捉到更多的医疗信息，其主要目的在于：①保存患者的影像资料，以辅助诊断与治疗计划的制定；②便于医患交流；③方便医技交流；④留存资料，为出现医患法律纠纷时提供证据。

### 二、口腔微距摄影的特点与要求

口腔微距摄影在临床医疗中应用广泛，其拍摄手法和参数设置与普通摄影间的区别关键是口腔医学摄影必须是真实的记录，尽可能避免艺术的夸张。在拍摄手法和后期处理上，口腔微距摄影有一系列的要求：

1. 放大倍率 普通摄影对放大倍率没有要求，一般摄影者常常因构图需要而调整放大倍率。而口腔微距摄影属于专业医学摄影的范畴，对拍摄主体大小有严格的要求，需要根据拍摄部位的不同选择不同的放大倍率。规定了放大倍率的图片，可以提供准确的尺寸参考，也能够更加准确地记录病例资料。例如，在口腔整体拍摄中，如拍摄牙列或咬合情况时，需要 1:2 的放大倍率；在口腔局部拍摄中，如拍摄局部牙冠、牙龈时，需要 1:1 或 1:1.2 的放大倍率；在颌面部拍摄中，如拍摄正侧位口外照片时，需要使用 1:8 或 1:10 的放大倍率。

2. 对焦方式 目前普通摄影多采用自动对焦模式，除了方便以外，又可以防止主体对焦不准确。但是在口腔微距摄影中，由于需要控制拍摄比例参数，口腔规范摄影多用手动对焦，避免尺寸上的失真，这就要求拍摄者在摄影时，通过身体的移动调整对焦点，进行拍摄。

3. 拍摄环境 与普通摄影不同，口内摄影的拍摄主体为牙齿以及咬合关系。口腔内摄影环境具有特殊性，比如拍摄视野窄，舌头的阻碍，口腔内唾液、温度、湿度、牙齿表面的清洁度等对图像清晰度的影响，都需要在拍摄时引起注意。另外，在拍摄前，需要用吸唾器吸干多余的唾液，充分保持口腔环境的清洁；在使用反光板时可以通过三用喷枪向表面喷气或者提高反光板表面温度以免产生水雾；使用均一颜色的深色背景，排除其余颜色的干扰，使拍摄影像更加真实可靠。

4. 拍摄体位 口腔微距摄影在拍摄体位上相对简单且严格，为了拍摄患者特定角度的信息，患者需要摆出固定体位，摄影者和辅助者也需要根据拍摄目的的不同，调节自身体位。

### 三、口腔微距摄影在美容口腔治疗中的运用

美容口腔治疗中至关重要的步骤是有效地保留患者尽可能多的面部及口腔特征。利用保留下来的信息进行分析、预告，以保证医患间、医技间的无障碍交流，达到修复后面部与口腔的协调一致，并满足患者美学需求。口腔微距摄影正是这样一种技术。

目前常规修复过程是医师接收患者后，与患者进行简单交流讨论后就进行牙齿预备、取模，然后将模型送至技工室，让技师根据模型的条件制作修复体，最后医师将修复体戴入患者口内。这种简单的修复过程使得患者对修复后的结果没有直观的概念，医师在修复过程中也没有一个参考的指标。而口腔微距摄影所得到的照片可以在辅助软件上进行设计制作，向患者展示一个可预知、可调整的设计方案，使患者对修复后的结果有一定的认识，并在与医师讨论交流的过程中明确表达自己希望的效果，使医患间的交流更加方便。

患者的需求应在医、技、患三方间达到统一才能够制作出患者满意的修复体。而常规修复过程中技师无法参考患者的详细面部，同时患者的审美与医师和技师满意的修复体外形和颜色不一定一致。在医技之间的交流过程中，口腔微距摄影能够直观地反映出患者的要求、医师的设计以及患者自身的情况，使美学信息的传递更加直观、准确，让医技配合更加默契，达到提高修复效果的目的。

## 第二节 口腔微距摄影技术

### 一、口腔微距摄影器材

口腔微距摄影属于微距摄影，专业的微距摄影器材包括机身、微距镜头、闪光灯等部分。

由于拍摄目标和环境的特殊性,口腔微距摄影的器材选择也与一般的微距摄影不完全相同,除了常规配置外,口腔微距摄影还需要开口器、反光镜以及背景板等专业辅助物品(图4-1)。

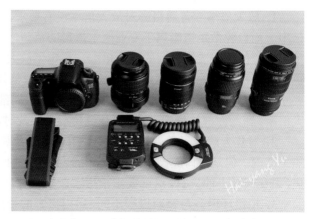

图4-1 口腔微距摄影需要的照相器材

### (一)机身与镜头

口腔微距摄影的目的是还原患者口内与口外的真实情况,包括颜色和形态等特质,并且需要导入相关设计软件进行设计分析。因此,尽管普通摄影相机种类较多,从胶片到数码相机,从普通数码卡片机到专业的单镜头反光相机,但是口腔数码摄影选择相机的范围较为狭窄。

1. 相机机身的选择 首先,即时即用的图片影像需要数码相机才能够达到要求,其次,口腔微距摄影的特点是医疗规范化,要求光影和景深到达正常亮度以及清晰、无变形、色差小等。普通的数码卡片机,因为难以控制景深以及色彩还原程度不够,无法满足治疗需求,因此,口腔微距摄影相机倾向于专业的单镜头反光相机(单反相机)。

单反相机的优点是能够选择丰富的相机配件,如镜头、闪光灯,同时能够保证较高的图像质量。它可以提供手动编程模式,让拍摄者根据自己的需求选择光圈、快门速度以及焦距,利用不同的拍摄模式达到良好的构图、景深、曝光和色彩,满足口腔微距摄影的需要。相比镜头来说,单反机身的更新换代较镜头快,所以考虑经济情况的医师不要浪费过多的钱在机身上,也不一定要购买昂贵的全画幅的机身。非全画幅的机身用好了也是一样的,同时重量也轻些。NIKON 和 Cannon 相机的选择范围最为广泛,其颜色较为真实,且配件易匹配。其中可推荐的机身型号有 NIKON 的 D300s、D90、D3100,Cannon 的 7D、60D 等先进摄影系统(advanced photo system,APS)画幅机身。

2. 相机镜头的选择 口腔微距摄影专用镜头应选择微距镜头。其特点是有较长的焦距以及较大的放大倍率(一般可达到1:1),其焦距范围为80~120mm,这样的焦距能够避免广角镜头的畸变问题。而较大的放大倍率能使微小的口腔内物体占满整个画面。常规采用100mm或105mm定焦微距镜头,俗称百微,其中带光学防抖(vibration reduction,VR)的镜头更加适用于口腔微距摄影。

### (二)闪光灯

闪光灯同样种类繁多,一般可以简单地分为相机内置闪光灯和外置闪光灯,相比于内置闪光灯而言,外置的闪光灯一般性能强大实用。口腔微距摄影常常需要近距离拍摄口腔内的情况,普通的外置闪光灯通常会产生浓重的阴影,难以适用。这里环形闪光灯就显得尤其重要,环形闪光灯安装在相机镜头前方,可以从多个方向向前方打光,因此,能够有效消除目标的阴影,将目标的全貌展现出来,十分适合应用于完整还原医疗过程的口腔微距摄影。

### （三）辅助器械

摄影当中常见的辅助器材,如口角拉钩、反光镜、背景板等(图 4-2),都为摄影师提供了良好的拍摄条件。

在口腔微距摄影中,口角拉钩可以拉开唇颊组织,充分暴露口腔内部情况,避免它们对口内目标的遮挡,同时也能够配合反光镜以及背景板的置入。牵拉器形状多样,如月牙形、半月牙形、小口角、双头口角、圆形口角等,摄影师应根据拍摄位置选取合适的拉钩。

口腔微距摄影用的反光镜与一般镜子不同,它的反光层在玻璃表层(也有金属的反光镜),可以避免二次反射造成的重影。反光镜也分为多种,分别用于拍摄上下颌牙弓𬌗面、颊侧咬合和后牙舌腭侧等口腔不同部位的影像。

口腔微距摄影中常用到黑色的背景板,它可以去除背景干扰,突出拍摄牙主体,消除其他反光,更有利于体现前牙切端的透明感。

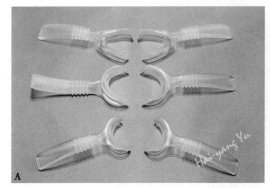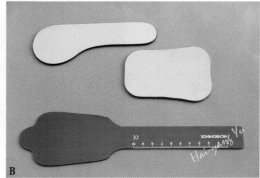

**图 4-2　辅助器械**

A. 口角拉钩　B. 反光镜、背景板

## 二、口腔微距摄影拍摄内容与基本要求

### （一）口外照

1. 自然放松照（全面部）（图 4-3）

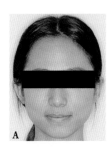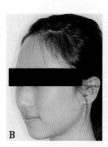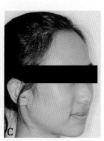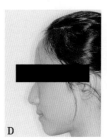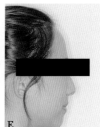

正面　　　　45° 左侧面　　　　45° 右侧面　　　　90° 左侧面　　　　90° 右侧面

**图 4-3　自然放松照（全面部）**

（佳能 60D,100mm 镜头,快门 1/125,光圈 13,感光度 640）

2. 自然放松照（口唇部）（图 4-4）

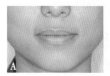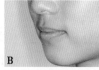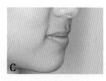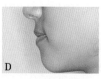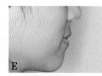

正面　　　　　45°左侧面　　　　45°右侧面　　　　90°左侧面　　　　90°右侧面

图 4-4　自然放松照（口唇部）

（佳能 60D/100mm 镜头 / 快门 1/125/ 光圈 13/ 感光度 640）

自然放松照拍摄要点：

（1）正面自然放松照（图 4-5）

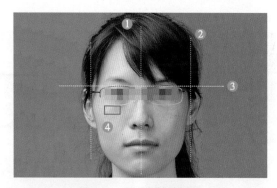

图 4-5　正面自然放松照

①.面中线；②.左右耳暴露量线；③.耳上缘连线；④.对焦中心：颧部。

（佳能 60D，100mm 镜头，快门 1/125，光圈 10，感光度 400）

1）取景：上至头顶，下至颏底。

2）头部要正：面中线，左右耳暴露量，耳上缘连线。

3）对焦中心：颧部。

（2）45°侧面自然放松照（图 4-6）

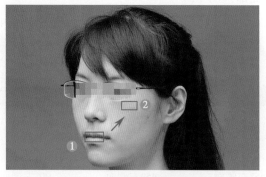

图 4-6　45°侧面自然放松照

①.对焦中心：唇部；②.构图中心：颧部。

（佳能 60D，100mm 镜头，快门 1/125，光圈 10，感光度 400）

1）构图中心：颧部。

2）对焦中心：口唇或前牙。

（3）90°侧面自然放松照（图4-7）

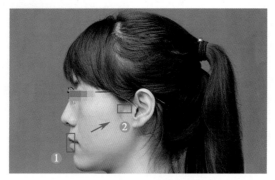

**图4-7　90°侧面自然放松照**

①.对焦中心：口唇轮廓；②.构图中心：颞下颌关节。

（佳能 60D，100mm 镜头，快门 1/125，光圈 10，感光度 400）

1）构图中心：颞下颌关节。

2）对焦中心：口唇轮廓或前牙轮廓。

3. 微笑照（全面部）（图4-8）

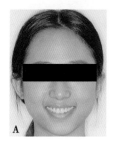 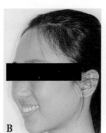 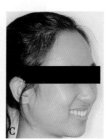 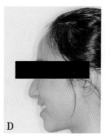 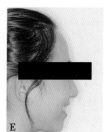

| A | B | C | D | E |
|---|---|---|---|---|
| 正面 | 45°左侧面 | 45°右侧面 | 90°左侧面 | 90°右侧面 |

**图4-8　微笑照（全面部）**

（佳能 60D，100mm 镜头，快门 1/125，光圈 13，感光度 640）

4. 微笑照（口唇部）（图4-9）

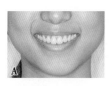 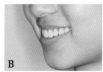 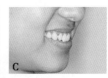 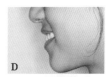 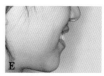

| A | B | C | D | E |
|---|---|---|---|---|
| 正面 | 45°左侧面 | 45°右侧面 | 90°左侧面 | 90°右侧面 |

**图4-9　微笑照（口唇部）**

（佳能 60D，100mm 镜头，快门 1/125，光圈 13，感光度 640）

微笑照拍摄要点：

（1）正面微笑照（图4-10）

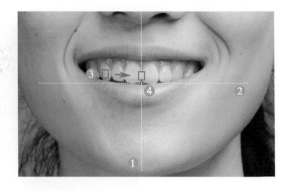

**图4-10 正面微笑照**

①.面中线；②.上颌中切牙切端连线；③.对焦中心：
上颌尖牙；④.构图中心：上颌中切牙。

（佳能60D，100mm镜头，快门1/125，光圈10，感光
度400）

1）头部要正。

2）构图中心：上颌中切牙。

3）对焦中心：上颌尖牙。

（2）45°侧面微笑照（图4-11）

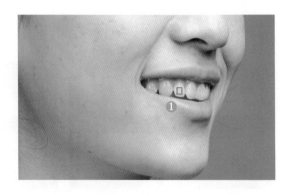

**图4-11 45°侧面微笑照**

①.对焦中心：口唇轮廓或侧切牙。

（佳能60D，100mm镜头，快门1/125，光圈10，感光
度400）

对焦中心：口唇或侧切牙

（3）90°侧面微笑照（图4-12）

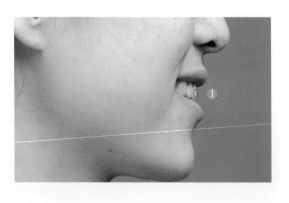

**图4-12 90°侧面微笑照**

①.对焦中心：口唇轮廓。

（佳能60D，100mm镜头，快门1/125，光圈10，感光
度400）

对焦中心：口唇轮廓或中切牙轮廓。

（二）口内照

1. 咬合位牙弓照（图4-13）

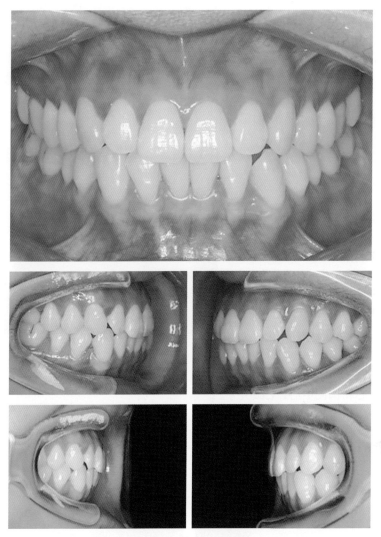

**图4-13 咬合位牙弓照**

（佳能60D，100mm镜头，快门1/125，光圈22，感光度640）

拍摄要点：

（1）咬合位牙弓正面照（图4-14）

1）取景：拉钩，牙齿及牙龈无气泡、唾液等干扰物。

2）图像要正：上颌牙列中线，上颌中切牙切缘连线，两侧颊黏膜间隙，牙齿。

3）𬌗曲线与口外一致。

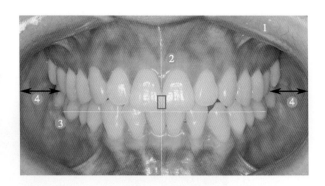

**图4-14 咬合位牙弓正面照**

①.拉钩不要遮挡牙齿；②.牙列中线位于图像中部；③.注意牙列左右水平，不要有偏斜；④.双侧颊间隙大小要一致；对焦和构图中心：双侧上颌中切牙邻间隙。

（佳能60D，100mm镜头，快门1/125，光圈22，感光度640）

（2）咬合位牙弓45°侧面照（图4-15）

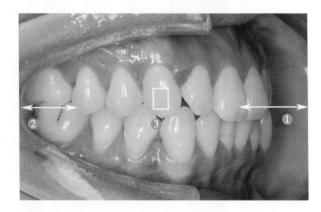

**图4-15 咬合位牙弓45°侧面照**

①.前牙前方留出一定空位；②.尽量暴露后牙；③.构图中心：上颌尖牙。

（佳能60D，100mm镜头，快门1/125，光圈22，感光度400）

1）取景：拉钩。

2）对焦中心和构图中心：上颌尖牙。

2.非咬合位牙弓照（图4-16）

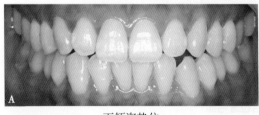

下颌姿势位

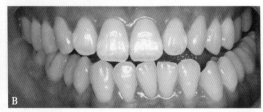

下颌前伸位

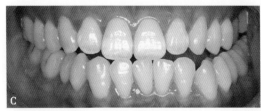

下颌左侧移位

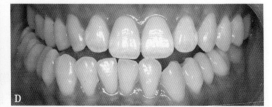

下颌右侧移位

**图4-16 非咬合位牙弓照**

（佳能60D，100mm镜头，快门1/125，光圈22，感光度640）

3. 牙弓𬌗面照（图4-17）

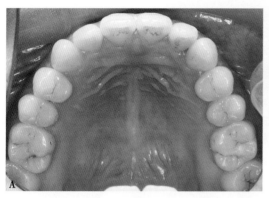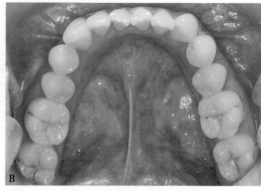

上颌　　　　　　　　　　　　　　下颌

**图4-17　牙弓𬌗面照**

（佳能60D，100mm镜头，快门1/125，光圈22，感光度640）

拍摄要点：

1）取景：无实像、唾液气泡等干扰物。

2）图像要正：牙列中线。

3）对焦中心：第一磨牙咬合面。

4. 前牙列照（图4-18）

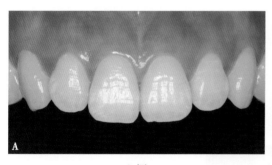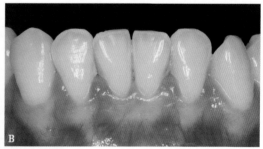

上颌　　　　　　　　　　　　　　下颌

**图4-18　前牙列照**

（佳能60D，100mm镜头，快门1/125，光圈22，感光度640）

拍摄要点：

1）取景：前牙列。

2）黑底板：≤2/5。

3）图像要正：牙列中线，牙齿。

5. 后牙列照（图4-19）

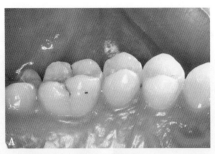

后牙舌腭侧照

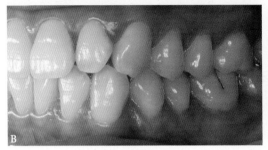 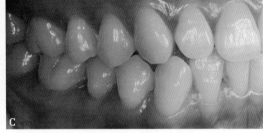

左侧后牙颊侧照　　　　　　　　　　右侧后牙颊侧照

**图4-19 后牙列照**

（佳能60D，100mm镜头，快门1/125，光圈22，感光度640）

（1）后牙舌腭侧照

1）取景：无干扰物。

2）牙列分布：尽量位于图像中央。

3）牙颈缘线：大致与反光板中央平行。

（2）后牙颊侧照

1）取景：无干扰物。

2）牙列分布：尽量位于图像中央。

3）𬌗曲线：大致与反光板中央平行。

6. 单颗牙特写照（图4-20）

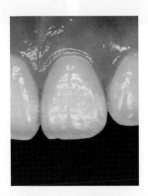

**图4-20 单颗牙照**

（佳能60D，100mm镜头，快门1/125，光圈22，感光度640）

## 第三节 数字图像处理与美学运用

### 一、数字影像管理

口腔微距摄影每次拍摄都会得到大量照片，由于不同病例的照片在摄影时会混在一起，并且同一个病例的照片多由不同阶段组成，因此，为了保存完好的病历资料，这些照片必须及时整理归档。而及时的整理归档也能发现当日拍摄是否完全，是否有图片需要补拍等，以保证病例资料的完整性。

通常每个患者需单独建立一个文件夹，按就诊时间和就诊流程分类建立子文件夹，每次拍摄完毕后，及时将有效的照片归档至每个子文件夹中，这样方便今后使用和调阅这些图像，提高工作效率。

当图片整理归档完成后（图4-21），就需要对其进行规范化的储存，以方便今后的调阅、查看和使用。通常小范围的图像共享可搭建局域网下的NAS（network access server）共享平台。其原理就是利用一台接入网络的设备作为文件服务器，从而实现该局域网络内的电脑、手机等设备在取得许可授权的情况下访问文件服务器中的指定数据，实现小范围内的云储存数据共享（图4-22）。目前市面上已有技术成熟，操作简便的成品NAS设备（通常为小型机、路由器等）出售，设置好NAS端的相关参数（图4-23），如访问权限、访问方式、共享文件夹名称等，即可实现图像的局域网内共享。这样，终端设备只要联入该局域网络，并且具备相应的权限，就能方便地查看云端图像（图4-24，图4-25）。

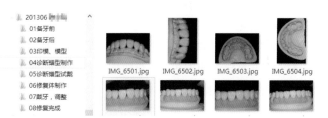

图 4-21 拍摄图像归档

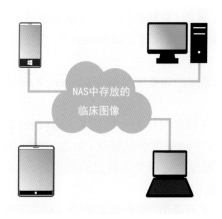

图 4-22 通过 NAS 共享图像

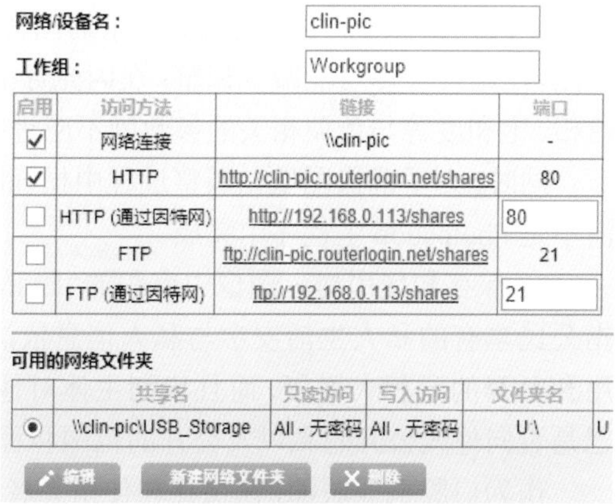

图 4-23 NAS 端设置共享方式、访问权限等参数

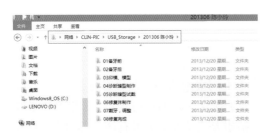

图 4-24 使用 PC 终端设备访问 NAS 中的图片

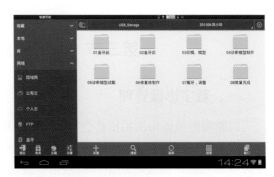

图 4-25 使用 Android 终端设备访问 NAS 中图片

## 二、图像后期处理

### （一）后期处理

口腔微距摄影最重要的原则就是真实还原患者情况，因此应尽量避免图片的后期处理。但是拍摄的照片通常由于体位、摄影环境等限制，图像不一定能够完全符合要求。因此，在保证图像能够真实反映患者口内情况的前提下，对图像进行后期处理，对于病例的分析、留存和展示是非常有必要的。

常规摄影的后期处理软件极为丰富，常用的有光影魔术手、Photoshop 以及 ACDSee 等系列软件，摄影者可以根据自己的喜好修改图片。口腔微距摄影作为具有医疗专业性质的摄影，也需要一定的后期处理，如拍摄时水平线或者中线的倾斜可通过轻微旋转、剪切改变，或对比色板做一些色调、饱和度等的修正，但是切忌过多改变图片，以免丧失真实性。

### （二）后期处理的注意要点

普通摄影的后期处理的容忍范围较大，但口内摄影后期处理危险性较大，需要注意避免色调、饱和度等的过度修正而导致的偏色，以及剪切图片导致的放大倍率改变等。

### （三）后期图像处理应遵循的原则

1. 以裁切为主的"保守原则" 口腔微距摄影的图像处理较之一般的图像后期处理更为保守，因为任何的后期调整都有可能带来图片的失真，在学术交流中使用就是学术造假。若图片不能反映患者口腔的真实情况，在日常工作中使用也会变得没有意义。因此，应养成良好的拍摄习惯，尽可能避免多余的图像后期调整：裁剪、旋转的调整可根据需要进行；曝光、清晰度应尽可能减少调整；在闪光灯工作正常、相机参数设置正确的前提下，白平衡、色相、饱和度等与色调相关的参数则不应进行调整。

同时，为了确保图像在调整过程中损耗降到最低，常规的调整应尽量在 Camera Raw 中而不是 Photoshop 主程序中完成。

2. 保存和使用患者图像中容貌的"隐私保密原则" 隐私权作为一种基本人格权利，是指公民享有的私人生活安宁与私人信息依法受到保护，不被他人非法侵扰、知悉、搜集、利用和公开的一种人格权，而且权利主体对他人在何种程度上可以介入自己的私生活，对自己是否向他人公开隐私以及公开的范围和程度等具有决定权。

作为口腔执业医师，在保存和使用患者图像时，有义务遵循"隐私保密原则"，对需要展示的患者容貌图片进行一定的处理，以保护患者隐私。最简便的方法就是在制作 PPT 时，为患者的眼部增加黑条(图 4-26)。以 Word 2007 及以上版本为例,选中"插入"选项卡,点击"形状",选择合适的图形(通常为长方形),设置颜色,遮盖患者双眼。

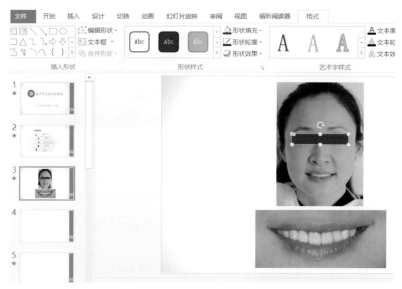

图 4-26　在 PPT 中保护患者隐私

## 三、口腔微距摄影与数字美齿设计

数字美齿设计过程就是指在软件的辅助下,进行美学修复医患沟通、美学分析与设计及医技交流等的过程(图 4-27,图 4-28)。口腔微距摄影可以记录患者的颜面部照片以及口腔照片,为数字美齿设计提供材料。可以说口腔微距摄影与数字美齿设计是密不可分的。

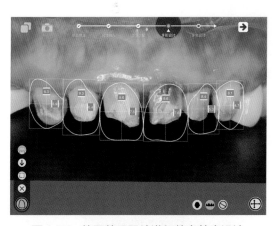

图 4-27　使用数码照片进行数字美齿设计

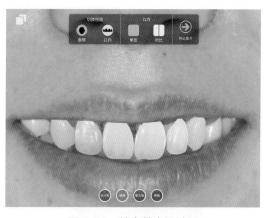

图 4-28　数字美齿设计后

使用数字美齿设计软件进行美学设计,需要准备患者的正面微笑照以及正面牙弓照(图 4-29,图 4-30)。这两张照片可以采用相机拍摄,也可以直接使用美齿助手的拍照功能通过 iPad 拍摄。

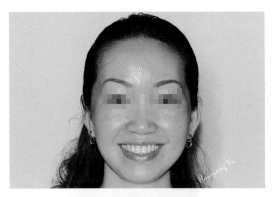

图 4-29 正面微笑照

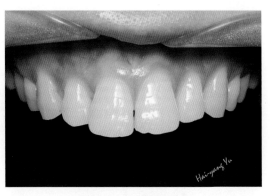

图 4-30 正面牙弓照

（一）正面微笑照

正面微笑照是记录患者面容、口唇美学信息的重要照片。为了美学设计过程的准确和快捷，正面微笑照应该符合以下的要求：

1. 患者头部面向前方，无仰头，无低头（图 4-31～图 4-33）。

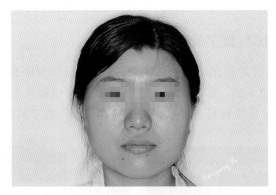

图 4-31 符合要求的正面照

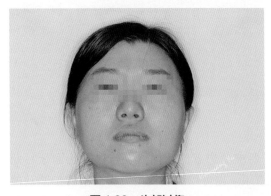

图 4-32 头部过仰

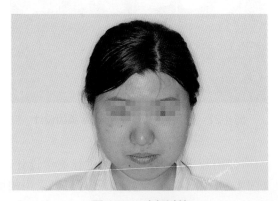

图 4-33 头部过俯

2. 照片中患者面部无左右偏转，具体可以参照耳部（左右耳郭露出量一致时，可以确定患者面部左右无偏转）（图4-34）。如果患者头部有左右偏转，照片中的中线会发生偏移，干扰设计过程（图4-35）。

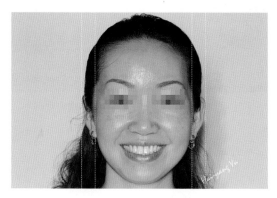

图4-34 头部无左右偏转

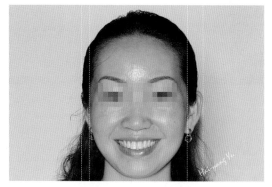

图4-35 头部向右偏转

3. 正面微笑照要抓住患者自然的笑容。笑容要充分，轻微的笑容下牙齿暴露会很少，无法充分显示患者的唇齿关系，并影响设计后的牙齿形态显示。

（二）正面牙弓照

正面牙弓照记录了患者的牙齿正面的形态和颜色，对牙齿形态的设计主要就在这张照片上进行。正面牙弓照建议选择使用黑底板，这样的照片有利于保持设计过程中画面清晰无干扰。正面牙弓照应该符合以下要求：

1. 牙弓拍摄角度与面部微笑照中显示的牙弓角度一致 角度不一致会导致美学设计中面部的线面关系难以转移到口内。这个角度的一致主要是切缘曲线曲度一致（图4-36～图4-39）。

2. 牙弓拍摄角度左右对称 在排除患者中线偏斜的情况下，当照片中牙弓左右边缘到中切牙间中线距离相等时，可以确定拍摄角度左右对称。

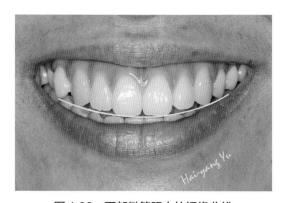

图4-36 面部微笑照中的切缘曲线

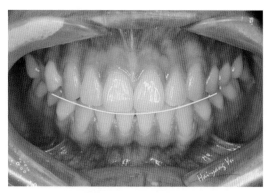

图4-37 牙弓拍摄角度与面部微笑照中切缘曲线一致

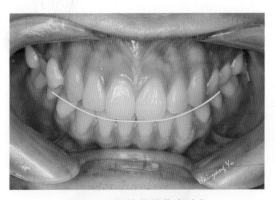

图4-38 切缘曲线曲度过大

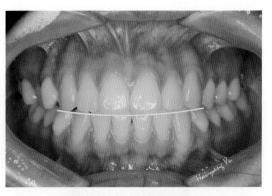

图4-39 切缘曲线过于平直

## 小 结

　　口腔微距摄影技术是医师和技师必知必会的操作技术。口腔微距摄影能够保存患者的美学信息，辅助医师进行美学设计和治疗计划的制定，也能为治疗保存证据，在纠纷中保护医师的合法权利。口腔微距摄影有一定的器材要求和参数要求。器材上要求使用微距摄影器材以及配套的光源设备，参数上要求能够保证图片的清晰和足够的景深。口腔微距摄影还与数字化美学设计有着密切的关系。数码照片是数字美学设计的素材，照片拍摄的好坏直接影响到数字美学设计的效果。

（于海洋）

## 思考题

1. 口腔微距摄影能运用到哪些口腔美学治疗过程中？
2. 口腔微距摄影需要怎样的器材？
3. 口腔微距摄影标准照片包括哪些？

# 第五章　口腔美学修复

**学习目标**

**口腔医学专业：**

1. 掌握：美学修复的两因素理论概念；美学修复的临床流程；修复预告转移技术的概念。

2. 熟悉：面部、口唇、牙列的美学因素。

3. 了解：瓷美学修复的历史和国内外状况。

**口腔医学技术专业：**

1. 掌握：美学修复的两因素理论概念。

2. 熟悉：面部、口唇、牙列的美学因素；美学修复的临床流程；修复预告转移技术的概念。

3. 了解：瓷美学修复的历史和国内外状况。

## 第一节　美学修复概述

### 一、美学修复

美学修复（esthetic rehabilitation）是指通过任何口腔修复的治疗方式（直接树脂修复、贴面、冠、桥、种植、可摘局部义齿）来提升人的牙齿、牙龈、咬合及整体微笑的牙科治疗。美学修复注重咬合与生理基础上的美学成功与患者的心理满足。

**（一）美学修复宗旨**

总体而言，美学修复是在功能与美观的天平上寻求一个平衡点。口腔修复诞生伊始是为了解决由牙体、牙列缺失、缺损所带来的功能下降甚至丧失的问题。但近年来，一方面，口腔材料学、口腔修复工艺学、口腔设备学、美学等学科的发展，为仿真美学修复的实现提供了材料、技术方面的保障；另一方面，人们生活水平的稳步提高使得患者已不只满足于纯粹咀嚼功能上的恢复，而更多将重心转为对美观性的追求。因此，美学修复的宗旨是，在保障功能恢复的基础之上，使美观效果最大化。

**（二）美学修复适应证**

1. 形态、颜色、大小异常的患牙，比如过小牙、锥形牙、氟斑牙、四环素染色牙、牙釉质发育不全、死髓牙等。

2. 邻牙之间间隙过大。

3. 前牙区域修复的高笑线患者。

4. 因龋坏、外伤等造成的前牙区域牙体缺失、缺损。

5. 不宜或不能做正畸治疗的前后错位、扭转的患牙。

**（三）美学修复方式**

1. 直接修复　直接修复（direct restoration）是指利用可塑性的材料或椅旁修复系统，在牙体或预备好的牙体表面，一次性实现牙体结构的恢复的一类修复方式的总称。通常使用复合树脂、机加工陶瓷、复合树脂等（图5-1）。直接修复的优点是能够快速简便地完成修复工作。

近年来，随着树脂材料和粘接技术的发展，市场上推出的美学树脂套装，都包含有不同透明度不同色彩的树脂与染色剂，可以模仿天然牙生理结构中不同层次的色彩，再辅以以天然牙解剖结构为基础的分层树脂堆塑技术，从而弥补了直接修复材料颜色上缺乏层次感的短板。有利于直接修复技术的普及化。

2. 间接修复　间接修复（indirect restoration）是指通过制取印模转移患者的预备体和牙列形态，在口外制作修复体的一类修复方式的总称。常见的间接修复方式有嵌体、高嵌体、冠、桥以及贴面，一般使用烤瓷、全瓷的材料（图5-1）。间接修复的操作步骤较直接修复烦琐，它的优势在于：

（1）间接修复的修复体制作者是技师，技师相较于修复医师具有更专业的牙齿形态与颜色的重塑能力。

（2）修复体在口外制作，为技师提供了更充足的时间、空间去完成制作。

（3）间接修复的材料有金属熔附烤瓷材料、铸瓷材料、氧化锆、氧化铝等，相较直接修复体而言具有更多选择。

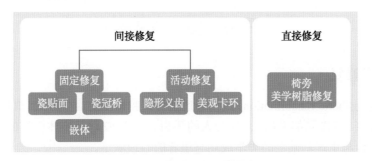

**图5-1　直接修复与间接修复**

3. 美学修复与普通修复的区别　普通修复是立足口颌系统，以修复牙列缺损，恢复咀嚼功能为目的的修复方式。美学修复是立足全面部，在保障口颌系统功能的基础上，更强调对牙齿、牙列美学形态及颜色的重塑，并且作为局部与面部整体形貌的协调。

为了重塑出患者满意的美观牙齿，借助于美学预告转移技术，美学修复让患者更多地参与到方案的制订上，使得患者能在最终修复体制作以前对可视化的修复方案进行体验，并且提出自己的意见,大大提高了患者对最终修复效果的满意程度。这也是普通修复所不能比肩的(表5-1)。

表5-1　普通修复与美学修复的区别

|  | 普通修复 | 美学修复 |
|---|---|---|
| 目的 | 功能 | 功能、美观 |
| 位置 | 全口任何位置 | 多为前牙区域 |
| 适应证 | 牙体缺损 | 牙体缺损 |
|  | 牙列缺失 | 牙列缺失 |
|  |  | 牙齿的颜色、大小、形态异常 |
|  |  | 邻牙间隙大 |
|  |  | 不易做正畸治疗的前后扭转牙、错位牙 |
|  |  | 露龈笑 |
| 直接修复 | 可以 | 可以 |
| 间接修复 | 嵌体、贴面、烤瓷冠、全瓷冠、桩核冠、种植、活动修复 | 嵌体、贴面、全瓷冠、桩核冠、种植、活动修复 |
| 考虑面部因素 | 否 | 是 |

**知识拓展**

### 好莱坞贴面

瓷贴面真正兴起于20世纪后期的美国好莱坞。由牙科大师Charles L Pincus利用自己丰富的牙医学知识和高超的美容技巧,为众多的好莱坞明星们在牙齿表面粘贴一层人造牙面来改变牙齿的外形和颜色,从而提高整体面部形象。因此,也被称为"好莱坞贴面。"

Charles L Pincus为推动美学牙科学的发展过程作出了杰出的贡献,在他的发起下,美国于1975年首先成立了美学牙科学学会。Charles L Pincus被奉为美容牙科学的鼻祖。

## 二、美学修复的现状

放眼发达国家,口腔美学修复的快速进步已唤醒巨大的市场需求,以各种高新数字技术为手段,让患者更多地参与到美学方案的制订和完善中,并在流程上,形成一条相当规范化的诊疗流程,配以专业的在细节上力臻完美的医疗团队。治疗前患者与医师充分交流,明确双方的责任、义务;初诊时进行患者信息的采集,包括心理评估以及口腔、面部情况的照片采集;方案设计完成后,制作成美观蜡型,以此为可视化凭借与患者沟通,进行方案的调整。如若条件允许,有创性操作之前,还可利用诊断饰面(mock up)技术、TRS导板技术,将设计方案重现在患者口内,使患者更直观地对预期修复效果进行审视并提出自身意见。在治疗过程中,强调暂时修复体的适应、清洁,以及软组织形态的压迫成形,在效果稳定之后,再换上最终修复体。通过科学的分析设计,先进的预告技术,使得患者更多地参与其中,从而大大提高了患者对最终修复效果的满意度。

现在的人们已经不再满足于解决牙齿咀嚼功能方面的问题,开始追求达到牙齿的干净,牙色的洁白,排列的整齐,邻牙无明显间隙等美观状态。市场需求的转变,导致国内口腔市场的美容牙科蓬勃兴起。但我们必须认识到:我国的口腔美学修复正处于一个转型期,美学理论、规范化流程及相应技术,尚需进一步在口腔修复医师中进行普及规范。

## 第二节　美学修复临床过程

美学修复的临床流程(图 5-2),主要包括两个阶段:一是分析设计阶段,二是临床实施阶段。如前一节中所述,美国的高级口腔诊所拥有成熟的美学修复规范流程,主体涵盖这两个阶段。反观国内口腔市场,普通口腔医师通常缺乏分析设计的意识,而直接迈入了临床的实施阶段,殊不知分析设计阶段是临床实施阶段的基础,这一步的略过,导致修复结果的不稳定性,从而更难以符合美学理论。更有甚者,直接用普通修复的流程来制作需要美观修复的病案,导致美学修复的失败,并为医患矛盾埋下伏笔。为了取得稳定而符合美学理论的美学修复结果,当务之急,是普及并协助其建立"设计先于实施,思考先于操作"的理念。在分析设计阶段,以资料的采集以及医师、患者、技师三者之间的良好沟通为基础,从美学要素的分析,到美学问题的明确,再到美学方案的设计,步步为营;在临床实施阶段,则是以各种美学转移技术为保障,制作出与设计方案相一致的修复体。由此可见,分析设计才是美学修复的核心,对其后的临床实施是一个全面指导的作用,其在美学修复过程中的必要性,不可小觑。

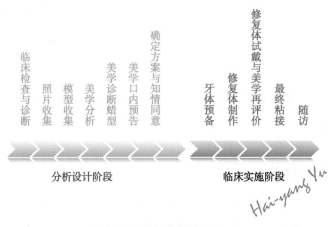

图 5-2　美学修复临床流程

## 一、分析设计阶段

分析设计阶段,是在有创操作前,使医技患三者在现存美学问题、详细设计方案、合理拟定目标上都达成共识,使得其后的临床实施阶段有据可依。其内容包括:临床检查与诊断,照片收集,模型收集,美学分析,美学诊断蜡型,美学口内预告,确定方案与知情同意。

（一）临床检查与诊断

口腔的地位，为隶属于全身的局部，其健康状况与全身的健康状况相互作用影响。为了保障患者治疗过程的顺利，患者信息的采集讲求全面性：除了患者前来的主诉与期望，以及口腔情况外，还应采集患者的基本信息和全身情况。

1. 主诉与期望　主诉是患者此次前来亟须解决的问题。受限于其本身口腔专业知识的匮乏，患者在进行描述时可能表述不明晰，医师有责任引导患者理清思路，明确自己的问题所在，通常可归纳为：门牙间有缝，牙齿颜色不白，牙齿排列不齐，门牙过大、过小与其他牙齿不匹配，牙齿形状畸形，微笑露龈，上前牙前突等。由此，医师要明确患者最迫切需要解决的美学问题。

期望的合理性，很大程度上影响着美学方案的选择，以及最终患者对修复效果的满意度，是一个美学病案成功的重要前提。同样是受限于患者口腔专业知识的匮乏，患者脱离自身口腔条件地期望一个高标准的结果，是不符合客观实际的，也为修复结束后的医疗纠纷埋下伏笔。因此，医师需要在治疗前，与患者充分沟通，调整患者的期望值。从最基本的功能的恢复，到一般美观性的恢复，再到美观上的精益求精，期望值愈高，所需要的治疗计划就愈复杂。甚至需要联合正畸、牙周、牙体牙髓等科室进行联合治疗，相应的患者也需要付出更多的时间与金钱成本。医师有责任在治疗前告知患者所能达到的修复效果。

另外需要注意的是，有些患者脱离实际的高期望，是无法通过沟通进行调整的，草率行事会导致最终修复失败，因此有些情况医师最好果断放弃。从某种角度而言，知道怎样的病例是需要放弃的，也是一种对美学专业修复医师技术能力的考量。

2. 全身状况　患有严重全身性疾病的患者需要先进行全身性疾病的治疗与控制，再进行口腔修复治疗。为了保护医师自己以及其他患者，医师需要询问患者是否有艾滋病、乙肝等传染性疾病的病史。另外，治疗过程中或涉及麻醉等用药，需要采集患者的药物过敏史。在进行牙周、种植手术前，应当常规行血常规、肝肾功能、凝血功能等检查。

3. 口腔状况　修复之前，口腔状况的系统检查必不可少，包括：牙周状况、咬合状况、颞下颌关节状况等。一旦发现问题，应及时治疗。良好的口腔健康状况，是实现美学修复的基础与保障。另外，全景片的拍摄，有助于医师了解患者全牙列的情况，必要时可补拍根尖片、CBCT。

（二）照片收集

口腔数码照片既是临床资料的一种常见保存形式，也是口腔疾病诊断、分析计划、修复设计及学术、教学数字化，医技患交流的重要手段、载体，尤其是在美学修复中，数码照片（图5-3～图5-5）对患者美学信息的提取、保存、分析美学问题、设计方案及预后预告等十分重要。

美学照片的拍摄数目、构图、参数应该标准化，以便数据的保存和前后对比分析。

（三）模型收集

相较二维的照片而言，牙列模型是患者口腔情况的三维信息载体。它能给我们足够的时间去检视患者的牙列形态，进行模型测量，模拟预备和制作美观诊断蜡型（图5-6）。

诊断用的模型至少应翻制收集2副，一副用作存档保留，记录患者的原始信息，另一副用作治疗设计与美观诊断蜡型制作。

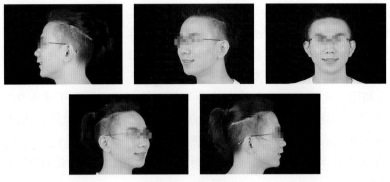

图 5-3 面部照片

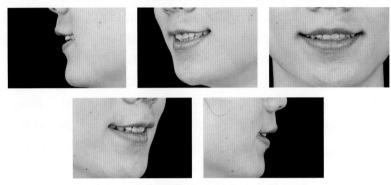

图 5-4 颌面照片

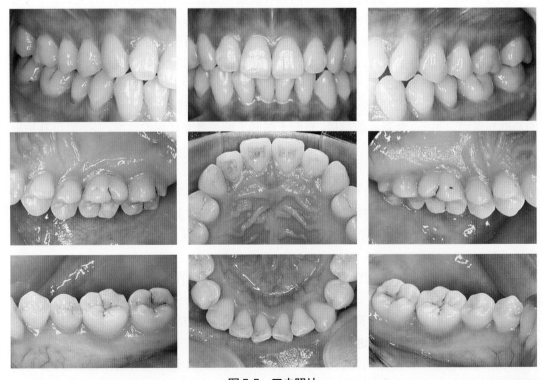

图 5-5 口内照片

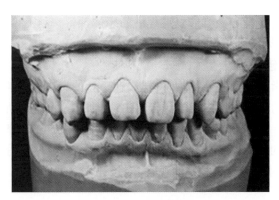

图5-6　模型收集

## （四）美学分析

美学分析是以前面提到的患者的合理期望为目标，照片、模型涵盖的美学信息为材料。内容而言，不仅包含纯粹的牙列分析，还涉及牙与口唇位置关系的分析，以及牙与整个颌面部的协调性分析。

根据实用的两因素美学理论，美学分析设计应该从颜色和形态这两因素入手。比色板、电子比色仪以及技师的直接比色能够辅助颜色的分析设计；形态的分析设计则设计到患者的面容、微笑、牙齿间的协调性，以照片为材料，通过数字美学设计（DED）能直观量化地进行线面设计，得出牙齿的位置与横竖向空间，塑造有良好整体协调性的牙齿轮廓及形态。

## （五）美学诊断蜡型

美学诊断蜡型（esthetic diagnosis wax up）是修复治疗时用患者的石膏模型，按照美学分析和治疗目标制作的表现预期治疗效果的蜡型。它是美学分析设计的三维输出结果（图5-7）。美学诊断蜡型在美学修复临床中有很多的作用（详细请参考第四节）。

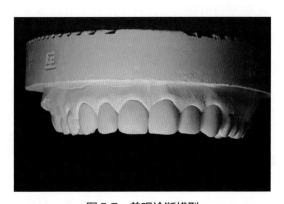

图5-7　美观诊断蜡型

## （六）目标修复体空间与 TRS 导板

目标修复体空间（target restoration space，TRS）是指在保证患者牙体、牙周组织健康和功能活动正常基础上的拟定修复体所需占据的最小空间。是根据患者主诉和自身条件，通过虚拟修复设计、预告技术及功能评估等得出的最小目标修复体的轮廓边界与排列位置，以及临床和制作过程使用该最小修复体空间的数值及数量关系。是使用醋酸纤维膜、3D 打印材料制作的 TRS 导板,指导美学修复过程中的牙体预备、软组织成形、种植体植入、修复体制作,使最终修复效果符合美学功能设计的技术。

### (七)美学口内预告

口内美学预告是指使用口腔修复临时材料,在患者的口内制作树脂面罩或临时修复体,以反映美学设计结果的方式。口内美学预告(图 5-8,图 5-9),是诊断蜡型、数字化设计等预告技术所不能替代的。一方面,对患者而言,通过树脂面罩或临时修复体的口内戴入,可以直观地提前看到口内的最终修复效果,根据体验,提出修改意见。另一方面,对医师技师而言,口内预告,可通过对唇齿动态关系的观察,对设计方案进行微调。

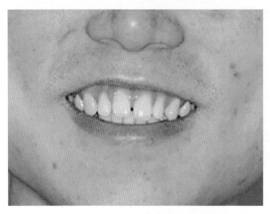

图 5-8　口内预告前后对比图(前)

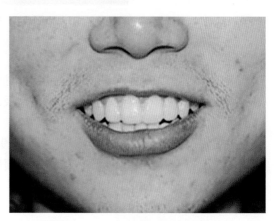

图 5-9　口内预告前后对比图(后)

### (八)确定方案与知情同意

以患者主诉的解决为重心,患者的合理期望为目标,照片、模型的信息采集为材料,数字化技术、美学诊断蜡型、美学口内预告为医技患沟通工具以及方案的载体,三者共同讨论修正方案后,确定方案,并以知情同意书的形式进行书面记录。

## 二、临床实施阶段

美学修复的临床实施阶段包括修复前准备治疗以及临床修复过程,在此主要介绍临床修复过程。临床修复过程是指按照美学设计制定的最终方案,一一对应地进行临床操作和修复体制作的过程。"一一对应"的实施,有赖于美观蜡型以及通过它制作的各种导板。

### (一)牙体预备的美学设计转移

牙体预备的美学转移有两种方式:

1. 直接在 Mockup 上预备牙体　通过直接在树脂面罩上打引导沟,确定转移后的空间位置。操作简单,但适用范围局限。

2. 使用硅橡胶导板　预备前,通过硅橡胶翻制美观蜡型获得硅橡胶导板。任意切割预备牙位的硅橡胶导板,得到不同截面来比较预备空间的大小(图 5-10)。适用范围广。

### (二)临时修复体的美学设计转移

将美学设计转移成临时修复体的方法有以下几种:

1. 使用自凝临时冠材料和硅橡胶导板在患者口内直接制作　操作简单,耗时短。

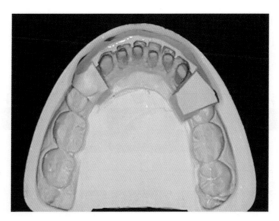

图5-10 切割硅橡胶导板

2. 技工室制作丙烯酸树脂临时修复体 预备牙体后排龈取模，在技工室内使用蜡型翻制丙烯酸树脂临时冠，能够制作出边缘密合性好，抛光性好的临时修复体。特别适用于需要长期佩戴临时冠，或者要通过临时冠改善牙龈的病例。

3. CAD/CAM制作 使用CAD/CAM能够快速地制作高精度的临时冠。这是最理想的临时冠制作方式，但由于价格昂贵，在国内尚未普及。

4. 3D打印 该技术尚不成熟，尤其是材料的美学仍有待提高。

（三）牙周手术的美学设计转移

对于需要进行切龈术、牙冠延长术的患者，美学设计转移能帮助确定手术切口的位置。在患者的美观诊断蜡型上设计新的龈缘曲线位置，翻制成石膏模型，压膜，得到透明的TRS导板，可用于指导牙周手术（图5-11）。

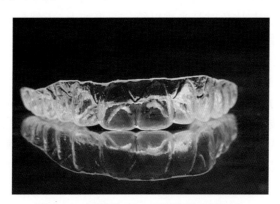

图5-11 透明的TRS导板指导牙周手术

（四）修复体制作的美学设计转移

在修复体制作过程中，技师可在美学修复导板的引导下进行瓷层堆塑，车瓷，以确保最终修复体外形与设计的一致性。

（五）种植修复的美学设计转移

种植手术应该以上部修复为引导。在进行种植手术前，我们通过制作美观诊断蜡型，确定修复体的位置。一些软件能够将扫描进电脑的诊断蜡型与患者的CT结合，从而制作出符合诊断蜡型位置的种植导板。不具有此类设备时,修复导板也能作为简易的种植导板引导种植体植入(图5-12)。

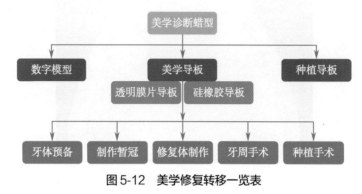

**图5-12 美学修复转移一览表**

# 第三节 美学修复分析设计理论

## 一、美学修复的两因素理论与设计法则

如本章第一节中所述,传统的经典美学理论涉及因素繁多,不利于有限时间内,高效而明确地指导修复临床设计。立足于指导普通修复医师和服务满足高要求的患者,使美学设计方法逻辑清晰、简单实用,为此,将美学修复设计高度凝练简化为两因素:"颜色"与"形态"。

### (一)颜色的设计法则

颜色以无限接近为指导法则。颜色的重现,有赖于医师的比色精度,技师的颜色重塑能力,以及陶瓷烧结的偶然性等。而比色精度,受限于比色板颜色的有限。技师的重塑能力参差不齐,重塑时灯光与比色时灯光难以统一。再加上,天然牙复杂的分层结构。简而言之,鉴于以上因素,牙齿颜色的完全恢复几乎是不可能的。因此,无限接近于真实颜色便是关于颜色这个因素定位最实际的指导法则。

### (二)形态的设计法则

形态以线面理论为指导法则。形态的重现,有赖于医师形态信息的传递,以及技师的形态塑造能力。鉴于技师并不直接接触患者,无法收集到患者唇齿的动态关系,而其又掌握着患者修复体的最终形态。因此,一方面,照片、美观蜡型作为医师设计的形态信息的传递工具的使用是不能省略的;另一方面,需要强调医师在治疗过程中的全程参与性,比如预备体形态预备、瓷层厚度预留、牙龈成形等,并在其过程中与技师进行良好的沟通。

## 二、美学修复分析设计

以两因素理论为指导,美学修复的分析设计具体分为颜色的分析设计与形态的分析设计。

### (一)颜色的分析设计

颜色的设计历来是修复设计的重点之一。当今时代人们不再满足于牙齿功能上的良好,而开始追求更高一层次的美观性,包括牙色的洁白与自然。通常,洁白程度的提高会在一定程度上降低整体的自然度,这两者之间的平衡,有赖于颜色相关的基本理论的准确掌握,以及设计方法的合理利用。

天然牙的牙齿层次结构复杂，只有基于对天然牙色基本特性的全面认识，才有可能达到颜色的仿真重塑。

1. 半透明性（translucence）　光线照射在牙釉质表面，一部分光线直接在表面发生反射，另一部分则透过进入牙釉质内部，视觉上呈现出一种半透明的状态（不透明的物体表面光线全部反射，而完全透明的物体则让光线全部通过）（图5-13），使得牙釉质下层的结构可见，又以切端最为明显。牙颈部牙釉质较薄，牙本质透出少量黄白色。切1/3内，可见牙本质指状突，以及切端透出的口内背景的颜色。

2. 乳光性（opalescence）　牙釉质内部存在许多微小的界面，透入牙釉质内部的光线在这些界面上发生反射，再反折出牙釉质，视觉上呈现为牙釉质内部透出的一种淡淡的乳白色，称为乳光性，以前牙切端最为明显（图5-14）。

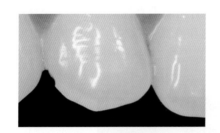
图5-13　半透明性

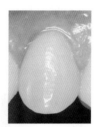
图5-14　乳光性

3. 荧光性（fluorescence）　荧光性是指天然牙在紫外光线的照射下散发出蓝色荧光的性质（图5-15）。这种自发光，一方面，使得牙齿在不同灯光环境下颜色产生细微的改变；另一方面，使得牙龈覆盖的牙体也具有一定亮度，从而提高了牙龈的亮度。这也就解释了颈部不透明的烤瓷牙牙龈暗淡的原因。

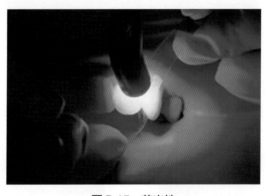
图5-15　荧光性

4. 表面质地（texture）　牙齿的表面质地也会影响其色彩。健康的年轻恒牙表面除了一些细小的起伏以外，总体来说像打了蜡一样光滑。有一些情况会改变牙齿的表面质地：早期龋、酸蚀症、四环素牙、牙釉质发育不全，或者是对牙齿表面的打磨（常见于正畸粘接托槽时）（图5-16，图5-17）。

5. 光泽性　健康的牙齿表面是一个相对光滑的界面，会对光线产生微小的镜面反射，呈现为我们在牙齿表面看到的白色的光亮。

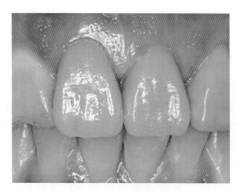

图 5-16 四环素牙

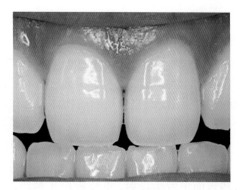

图 5-17 年轻恒牙

6. 彩度特征 性别而言，男性牙齿的饱和度普遍高于女性。而在同一个体中，牙色具有对称性和渐变性：左右同名牙的色相、明度和饱和度都是基本一致的；从中切牙到侧切牙再到尖牙，牙色的饱和度逐渐增高（图 5-18）。这样的特性为临床上的选色提供普适性的依据和参考。

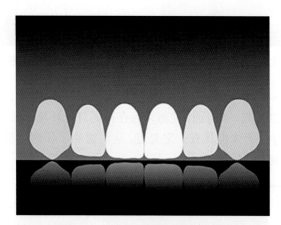

图 5-18 牙列中彩度的渐变与对称

7. 增龄性变化 老年人的牙齿相较于年轻人通常颜色更暗，整体呈现为黄色或棕黄色（图 5-19，图 5-20）。这种颜色上的加深，主要起始于中年，从牙根蔓延至牙冠，明度降低，饱和度增高。

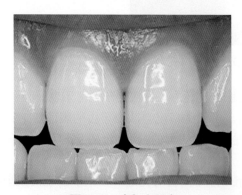

图 5-19 青年人牙齿

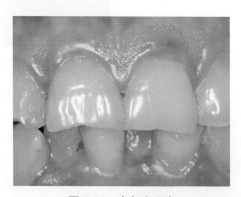

图 5-20 老年人牙齿

**知识拓展**

### 数码相机颜色记录法

数码相机记录是比色传统记录方法的一个辅助，为的是得到比较精确的颜色分布图，以帮助技师进行个性化烤瓷。但是鉴于数码相机本身也会产生色差，所以数码照片更多是提供牙齿形态方面的参考，至于颜色方面，可以通过在拍摄时将比色板和牙齿一同纳入照片，从而为技师在仿真制作时矫正照片的颜色提供辅助。

### （二）形态的分析设计

红唇、粉龈、皓齿相互交错成不同的线与面。通过将形态上的美学分析，简单抽象为这样的线与面的分析，我们可以刨除冗杂，在更短的时间内，更好地捋清相关因素间的关系，以及从人面部整体上把握相关美学的线面关系。所谓形态美学设计的过程，本质而言，为参照美学理论调整线面关系的过程。

1. 面部　面部的线面设计因素包括了眉弓线、双瞳线、鼻翼线、口裂线、面中线、审美线、鼻唇角、面突角、三庭等（图5-21）。

（1）眉弓线（ophriac line）：连接两侧眉弓上缘所得的线条，与面中线垂直。

（2）双瞳线（interpupillary line）：患者正视前方时连接两侧瞳孔所得连线。是线面分析中重要的线条，应该与面中线垂直。

（3）鼻翼线（interalar line）：连接两侧鼻翼下点所得的线条，与面中线垂直。

（4）口裂线（commissural line）：连接两侧口角所得的线条，与面中线垂直。

（5）面中线（midline）：眉间中点、鼻根点、人中、颏部中点的连线，它应该是一条平分左右面部的竖向直线，与双瞳线垂直。面中线还是参考唇部、牙列中线与对称性的重要线条。

（6）面突角（profile angle）：以鼻下点为顶点，连接鼻根点和颏前点所成的角度，是面突角。面突角的大小反映了上颌骨的前后突度。直面型患者的面突角在170°左右。凸面型

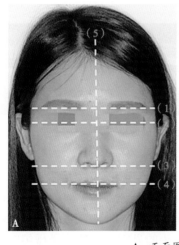
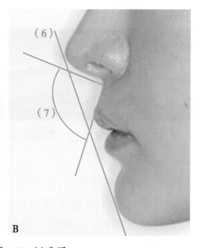

A. 正面图　B. 侧面图

**图5-21　面部的部分线面设计因素**

（1）眉弓线；（2）双瞳线；（3）鼻翼线；（4）口裂线；（5）面中线；（6）审美线；（7）鼻唇角。

患者面突角显著小于170°，在面部前突的同时，患者颏前的软组织厚度会比较厚。凹面型患者面突角大于180°。西方人种的面型普遍为直面型和凹面型，东方人则普遍为凸面型和直面型。据流行病学数据显示，中国以直面型为美。

（7）审美线（esthetic line）：连接患者的鼻尖和颏前点所得连线所在的直线，称为审美线。审美线是分析唇突度的指标，对侧貌美观有很大的影响。Rickett 在研究中指出，正常的审美线应位于上唇前 4mm 处，下唇前 2mm 处。而白种人的口唇位置倾向于后缩，黄种人相对位置靠前。出于美观的考虑，对于黄种人，也应该尽量将患者的唇位置调整到审美线后方。

（8）鼻唇角（nasolabial angle）：分别连接鼻小柱根部与鼻尖点和人中切迹所成的角度，称为鼻唇角。上颌前牙的倾斜度对鼻唇角影响最大。流行病学调查数据显示，我国男性的鼻唇角大小范围在 90°到 95°之间，女性是在 100°到 105°之间。

（9）面部比例（face proportion）与三庭：发际线、眉间线和鼻翼线将面部自上而下分成了三个区域：发际到眉间的面上 1/3，眉间到鼻翼的面中 1/3，鼻翼以下的 1/3。这三个区域的等分是面部比例协调的基础，称为大三庭。从眉间到眼裂的距离是面中 1/3 高度，鼻翼下到口裂的距离是面下高度的 1/3，称为小三庭。另外，眼裂线到口裂线的距离又应等于面下 1/3 的高度（图 5-22）。

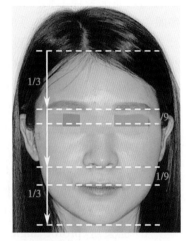

图 5-22　大三庭与小三庭

2．唇齿　口唇部的线面有息止颌位前牙暴露、微笑线以及口角颊间隙。

（1）息止颌位前牙暴露（tooth exposure at rest）：息止颌位时，人的上下颌牙通常并不接触，上下唇间自然显露一定的间隙。以上唇线位置为参照，上颌切牙切端未被上唇覆盖的部分，称为息止颌位前牙暴露（图 5-23）。暴露量一般在 1～5mm 之间，通常女性大于男性，青年人大于老年人。

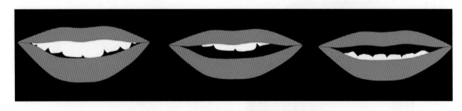

图 5-23　不同的息止颌位前牙暴露量

（2）微笑线（smile line）：微笑时，红色上唇与白色牙齿形成的交界线，称为微笑线。微笑线的位置与上颌前牙以及牙龈的暴露量紧密相关，可分为低笑线、中笑线和高笑线三种。低笑线是微笑时上唇高度较低，上颌前牙暴露量少于 75%。中笑线是微笑时上颌前牙暴露了 75%～100% 的牙冠长度，同时有部分牙龈乳头的显露。高笑线是微笑时上颌前牙全部显露，同时有牙龈的暴露（图 5-24）。理想的微笑线介于中高笑线之间，以完全显露上颌前牙的牙冠长度，同时又尽量减少牙龈的暴露为佳。

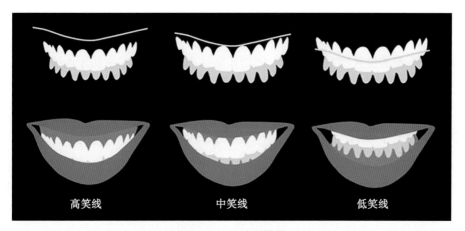

图 5-24　三种微笑线

对于高笑线的患者，一方面牙龈暴露超过 2mm 以上便是不美观的，另一方面，牙龈的暴露会使得龈缘曲线的不协调或者是牙冠边缘的瑕疵暴露无遗，因此对牙龈的美学设计和牙冠的边缘设计都有更高的要求。

（3）口角颊间隙（buccal corridor）　微笑时，两侧后牙颊面和颊黏膜间形成的间隙称为口角颊间隙。在这个间隙内，我们可以看到后牙有序地向后排列，拉伸了牙列的空间深度。因此，如果义齿过宽阻挡了颊间隙，便会导致空间深度感散失而显得失真（图 5-25）。

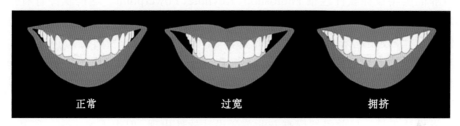

图 5-25　不同的口角颊间隙

3. 牙龈　健康的牙龈是前牙美学修复的基础。很多修复患者患有不同程度的牙龈炎、牙周炎，应在修复开始之前即先进行的牙周基础治疗。

理想的牙龈应是粉红色，质地紧实，表面有橘皮状点彩。为了评价牙龈整体的形态，我们引入牙龈曲线（gingival curve）这个概念。牙龈曲线又称为龈缘曲线，是牙齿与牙龈的交界线（图 5-26）。

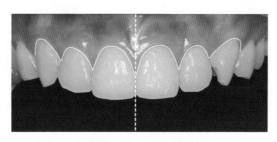

图 5-26　龈缘曲线

理想的龈缘曲线应该具有以下特点：

（1）左右牙弓的龈缘曲线对称，包括曲度，龈缘高点的位置，以及龈乳头的长度。

（2）龈缘高点的位置，以尖牙最高，侧切牙龈缘高点在尖牙和中切牙连线下方。

（3）在上颌前牙区，两个中切牙尖的牙龈乳头最靠近冠方，随着向远中移动，牙龈乳头越来越短。

### 三、数字美学设计

美学设计是美学修复的核心步骤，由于涉及患者面部的五官、口内牙列的形态和相对位置关系，美学设计很难通过语言描述或逻辑计算的方式进行，它需要一个可视化、图像化的处理过程。这一过程在过去常常是通过在患者的照片或者是在石膏模型上制作蜡型来进行的。图像或三维模型处理软件的出现为美学设计找到了新的载体。数字美齿设计过程就是指在软件的辅助下，进行美学修复医患沟通、美学分析与设计以及医技交流等过程。

相比普通的美学修复前期过程，数字美学方案有几个优势：①使用软件的可视化界面进行分析和结果输出，直观可视；②不需要耗费物质材料，成本低；③美学设计沟通智能化、人性化，节省时间以及沟通成本。

选择合适的软件能够帮助我们高效实现美学设计。许多软件能够帮助我们实现美学设计，这其中有两大类：①非专业美学设计软件；②专业美学设计软件。

非专业的美学设计软件包括 Photoshop、Keynote、Powerpoint。这些软件有着强大的图像处理功能，能在一定程度上满足数字美齿设计的需要。但由于这些软件并不是被用来进行美学修复设计，使用起来有一定的门槛，操作也比较复杂烦琐，费时费力。

在专业美学设计软件出现前，Keynote 和 Powerpoint 是可以实现数字美齿设计的少数可选软件之一（图 5-27～图 5-30）。它们都是制作演示文稿的办公软件，但由于可以对图像进行裁剪、变换等编辑，又可以进行线条的绘制，满足了数字美学设计的基本需求，所以被选用做美学设计工具。目前虽然已有专业美学设计软件出现，但由于 Keynote 和 Powerpoint 的普及率，它们依然是一些美学修复医师选择的美学设计软件，除前述缺点外，量化的指标输出较困难，费时费力。

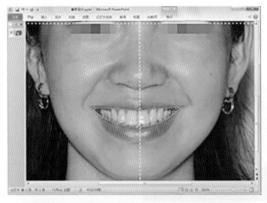

图 5-27 使用 Powerpoint 进行美学设计

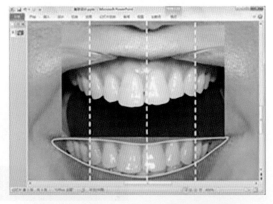

图 5-28 使用 Powerpoint 进行美学设计

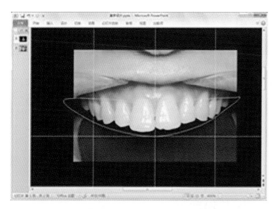

图5-29　使用Powerpoint进行美学设计

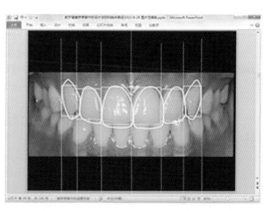

图5-30　使用Powerpoint进行美学设计

专业的美学设计软件包括Digital smile system，CEREC Software 4.2，Smile designer pro以及美齿助手等（图5-31～图5-34）。这些软件是针对美学设计进行构架的，软件使用流程符合口腔美学设计的一般流程和习惯，对美学修复医师而言，操作容易，上手简单（表5-2）。

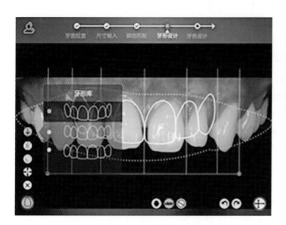

图5-31　专业美齿设计软件

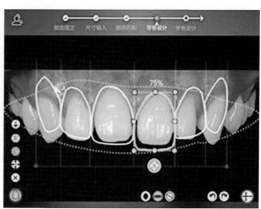

图5-32　美齿助手

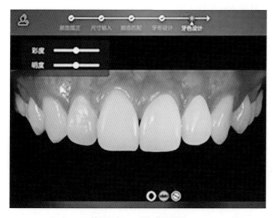

图5-33　美齿助手

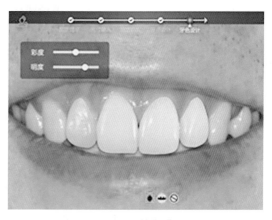

图5-34　美齿助手

表 5-2 四种专业美齿设计软件的分析与比较

| 软件名称 | 发布时间 | 软件特点 | 优点 | 缺点 |
|---|---|---|---|---|
| smile designer pro | 2013 年 9 月（已于 2014 年 3 月 26 日发布最新更新 V1.23.3 版本） | 一款以 iPad（即将开放 Windows 操作系统）为主要操作平台的数码微笑设计软件，可将患者的面部和口内照片导入其中进行美学设计。目前，该软件是在罗马尼亚、意大利、南非、澳大利亚、印度、巴西、葡萄牙、以色列、土耳其等世界诸多国家中使用最为广泛的牙科应用软件（APP 应用程序软件）。 | 触控操作，操作方便 | 软件尚不完善，漏洞较多，无法进行 3D 设计 |
| CEREC Software 4.2 | 2013 年 3 月 | 该软件为西诺德公司 CAD/CAM 系列中 CEREC 系统的软件升级，融入了部分数字微笑设计理念，配合其口内扫描仪可用于椅旁操作。但是该软件的系统存在着一定的封闭性，数据不对外开放，并且每一次的软件升级都需要另收费，因此目前在临床应用的并不是很广泛。 | 3D 设计，结果可用于 CAD/CAM | 缺点是操作较复杂，美学辅助工具少 |
| Digital smile system | 2013 年 8 月或更早（尚不确定） | 该软件是 3D 扫描技术（口外模型扫描）与数字微笑设计软件巧妙结合的产物。该软件在拍摄面部照片时需要一个专门的眼镜来定位患者的面部外形，即 EYEWEAR。然后使用软件中的 Stative 工具整合患者的牙齿信息，与 Smile designer pro 不同的是这个工具中有患者整个口腔牙齿的形态信息，不仅仅局限于前牙。该软件适用于 WINDOWS 和 Mac ios 系统，但其收费较 Smile designer pro 高，目前市场不大。 | 设计效果可靠 | 操作较复杂 |
| 美齿助手™ | 2014 年 7 月 | 美齿助手是一款 iPad 端的美学设计软件，通过导入理想的牙齿轮廓和手指拖动轮廓节点，使用者可以在 10 分钟内设计出个性化的牙齿形态，明显改善照片中牙齿的美学效果。美齿助手可以广泛运用于口腔美学治疗，特别是高端美学治疗的医患沟通、医技交流、治疗计划制订、病例制作和诊所宣传当中。 | 操作简单，可移动使用，设计结果可靠 | 缺点是无法进行 3D 设计 |

## 第四节　美学修复的预告转移技术

　　常规的修复，一方面，医师缺乏分析设计阶段直接迈入临床实践阶段，更遑论以可量化的美学理论为指导，使得整个操作过程以医师的个人经验为依托，修复效果缺乏稳定性和普适性；另一方面，如今的患者愈发讲究独到的个人审美，有更迫切地参与到设计过程的需求，而基于作为传统交流工具的语言自身不可视的局限性，医师与患者通常无法将对方所述的方案与自己头脑中依叙述勾勒的方案进行无缝对接，从而为治疗结束后的医疗纠纷埋下隐患。

　　在这样的大环境下，美学修复的预告转移技术（esthetic preview and transfer technic）应运而生（图 5-35）。美学修复的预告转移技术，以最终修复美学效果的可预知、可调整为特点，在整个治疗过程中可准确复制转移设计方案、指导临床和技师操作、确保修复效果等。

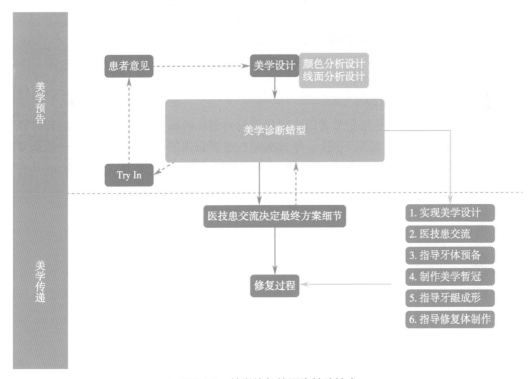

**图 5-35　美学修复的预告转移技术**

## 一、美学预告转移技术

　　美学预告转移技术是指导医技患共同制定方案并执行的一系列的技术手段，包括数字美学预告技术，美观诊断蜡型，美观诊断树脂面罩及临时冠，以及美学修复导板等。

### （一）数字美学预告技术

　　数码微笑设计（digital smile design，DSD）是通过电脑软件处理患者的数码照片、数码三维模型来辅助美学修复过程的方法。临床上可用于：①预告美学修复的修复体形态效果；②通过 CAD/CAM 技术制作修复体。

## （二）美观诊断蜡型

美学诊断蜡型（esthetic diagnosis wax up）是修复治疗过程中，在患者的石膏模型上，按照美学分析和治疗目标制作的蜡型（图5-36）。美学诊断蜡型在美学修复临床中有很多的作用：①预告美学修复的修复体形态效果；②翻制美学诊断树脂面罩和临时冠，转移美学设计；③制作硅橡胶美学导板，转移美学设计，指导牙体预备；④指导牙龈、牙槽骨的外科成形。

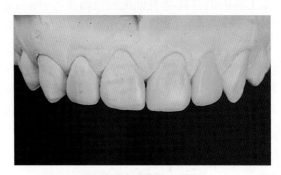

图5-36　美观诊断蜡型

## （三）诊断饰面及临时冠

诊断饰面（mock up）是指在患者口内用树脂材料制作的模拟美学修复效果的暂时修复体（图5-37）。与美观诊断蜡型不同，诊断饰面是在患者口内的美学疗效预告。一般是复制美学诊断蜡型形态翻制后转移而成，有时也可直接在口内制作。在临床上，mock up 具有以下优势：

1. 医师能在直视下评价美学设计的修复体形态与面部、口唇的协调关系。

2. 患者能在最终修复体制作之前，预先直观地体验修复体的形态，从而提出自己的意见并与医师沟通，从而保障修复效果的满意度。

3. 以美学诊断蜡型翻制的临时冠，相较于普通临时冠具有更好的美观性，从而一定程度上提高了患者临时冠使用期间的生活质量；也可用于患者的临时美学评价，即患者口内美学预告的效果。

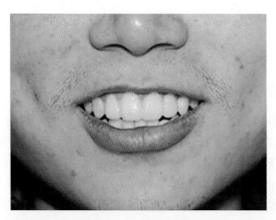

图5-37　诊断饰面

### （四）美学修复导板

美学修复导板是一种用硅橡胶或者透明膜片制成的用以指导诊断树脂面罩和临时冠制作、牙体预备的美学预告转移手段。临床上使用的导板主要分两类，一种是由硅橡胶翻制美观诊断蜡型制成的硅橡胶印模，另一种是由压膜机在石膏模型上压制的膜片印模（图5-38）。

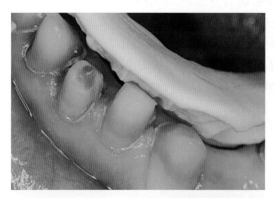

**图5-38　用于指导备牙的硅橡胶导板**

两种材质的美学修复导板在使用范围上略有不同（表5-3）。

1. 两者都可以用来制作诊断树脂面罩和临时冠。但由于不透光性，使用硅橡胶导板时只能选用自凝树脂制作临时冠，而透明膜片导板还可选用光固化树脂。

2. 硅橡胶导板易于切割，在预备牙体时，可以切割出不同断层的导板来指导备牙，以及最终修复体的制作。

3. 透明膜片导板因其透明性，厚度的轻薄，以及清晰的龈缘线，还可用作种植导板、牙周手术导板来指导相应的手术过程。

**表5-3　硅橡胶导板与透明膜片导板对比**

| 硅橡胶导板 | 透明膜片导板 |
| --- | --- |
| 材料为硅橡胶 | 材料为透明膜片 |
| 临时冠材料可选自凝树脂 | 临时冠材料可选自凝树脂、光固化树脂 |
| 可指导备牙 | 不可指导备牙 |
| 不可用作牙周手术导板 | 用作牙周手术导板 |
| 不可用作种植手术导板 | 用作种植手术导板 |
| 指导最终修复体的制作 | 不可指导最终修复体的制作 |

## 二、美学预告转移技术的应用

美学预告转移技术在临床上的应用主要分为预告和转移两个部分。

### （一）美学预告技术的应用

美学预告技术的应用主要分为，数码二维的快速预告技术，美观诊断蜡型的三维预告技术，以及美观树脂面罩的口内预告技术。

1. 数字美学预告　数字美学预告技术的优势在于迅速。初诊时,采集并导入患者的照片以及模型信息,利用辅助软件,当即分析患者情况并设计出初步修复方案,以二维图像的形式呈现给患者,让患者看图提出自身意见,并以此为依据进行修改。

2. 美观诊断蜡型(图5-39)　美观诊断蜡型在预告方面的优势体现在其三维立体性。在数字美学预告方案取得患者首肯之后,利用美观诊断蜡型将方案三维立体化,方便医技患三者对方案的更直观的认识以及相互间的沟通,并以此为基础进行新一轮的方案微调。

值得注意的是,蜡型制作的质量以及与数字方案的匹配程度,取决于蜡型制作者的塑形能力。因此,一方面,需要再次强调技师的全程参与性,另一方面,为了更好地把设计方案实体化,医师有必要磨炼并提高自己的蜡型堆塑能力。

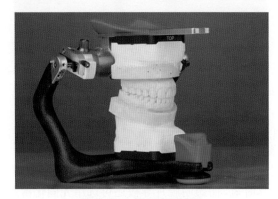

图5-39　美观诊断蜡型

3. 美观树脂面罩和临时冠　美观树脂面罩的优势在于口内直接预告。在美观诊断蜡型取得医技患三方的一致性后,可通过美学转移技术在口内直接制作美观树脂面罩,将修复体的最终形态,提前戴入患者口内,有利于观察义齿与口唇,以及全面部的协调性,也有利于缺乏专业知识的患者更直观地感受并评价修复体的设计,准确地提出自身意见。

美学修复预告流程小结见图5-40。

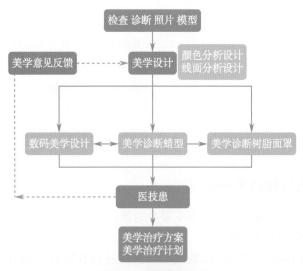

图5-40　美学修复预告

**（二）美学转移技术的应用**

美学修复转移技术是遵循美学预告决定的设计方案进行临床操作和修复体制作的技术。常用于指导牙体预备，修复体和临时冠的制作，以及用作手术导板。

1. 指导牙体预备的美学转移　美学修复的牙体预备区别于一般修复的牙体预备，是以美学设计的牙齿形态为指导，预备出足够的瓷层空间，与牙齿本身的形态并无太大关系。具体方法有两种：

（1）在美学树脂面罩上，直接通过打定深沟备牙。

（2）利用硅橡胶导板。在美观诊断蜡型上翻制多个硅橡胶导板，通过各个角度的切削，指导各个面的备牙空间（图5-41）。

2. 指导临时冠制作的美学转移　美学修复的临时冠区别于一般修复的临时冠，是以美学设计的牙齿形态而非牙齿自身形态为参照。临床上，根据临时冠佩戴时间长短的不同，和对精度的要求不同，可分为三种：

（1）自凝树脂临时冠：这类临时冠依托美观诊断蜡型翻制的硅橡胶导板为模板进行翻制。制作工艺简单，快速，花费便宜。适用于临时冠佩戴时间短的患者。

（2）丙烯酸树脂临时冠：这类临时冠是将美观诊断蜡型和患者口内制取的印模一同送到技工中心，进行精细加工、打磨、抛光的高质量临时冠。更适用于需要长期佩戴临时冠的患者。

（3）CAD/CAM临时冠：利用CAD/CAM将数码设计直接翻制成三维成品，可得到具有高精度的临时冠。但受限于费用的昂贵，这种临时冠在临床上制作很少。

3. 指导修复体制作的美学转移　将美观诊断蜡型上翻制的硅橡胶导板，进行各个方向上的切割，以其横断面指导制作修复体的各个面。

4. 种植手术导板　以相关软件为辅助制作出与美观诊断蜡型相符合的种植手术导板，指导种植手术的入口。

5. 牙周手术导板　以美观诊断蜡型上设计的龈缘线为基准，通过翻制为透明膜导板来指导牙周手术的手术切口（图5-42）。

美学修复转移技术流程小结见图5-43。

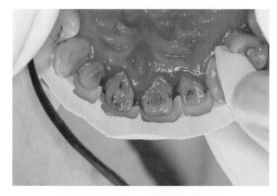

图5-41　硅橡胶导板指导备牙

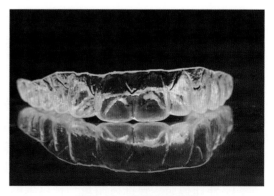

图5-42　牙周手术导板

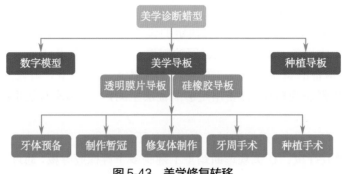

图5-43　美学修复转移

# 第五节　美 观 卡 环

卡环固位式可摘局部义齿因其适应证广,造价低廉,工艺成熟,佩戴方便,可彻底清洁,深受部分老年患者的欢迎。卡环固位式可摘局部义齿通过卡环卡抱于基牙,唇颊侧金属色的卡环与粉龈皓齿形成强烈反差,导致美观性能的下降。当今社会,随着人们不再仅仅满足于功能上的恢复,对美观性的不懈追求也渐渐成为当下修复的一种主流。美观卡环即应运而生。

美观卡环是将美观和功能兼顾、平衡的卡环,目前多由高弹性钴铬钼金属铸造而成。通常放置于美学区域牙位上,固位源自基牙上隐蔽的美观固位区。美观卡环保留了可摘局部义齿的种种优点,又兼具美观性。合格的美观卡环具有如下特点:

1. 患者进行说话、微笑等日常功能活动时不暴露或者不易暴露金属,从而实现了美观性的提高。

2. 美观卡环相较于普通卡环,费用相差无几。

3. 美观卡环不对口腔软组织造成损伤。

4. 美观卡环对基牙的覆盖面积小,降低磨耗和龋坏的概率。

5. 美观卡环能满足临床要求的固位、稳定和支持要求。

## 一、美观卡环的设计原则

设计美观卡环的核心在于提高卡环的美观性能。总体而言,一方面尽量使用牙色、牙龈色、透明色的材料使卡环隐身,另一方面尽量将卡环安放在美观固位区,使之在口腔行使日常功能时不暴露或者不易暴露。

### （一）使用隐形材料

目前通过材料改良的卡环隐身隐形的技术主要有两类:通过选用牙色、牙龈色或透明的树脂材料替代金属卡环,从而改变卡环颜色使之与口腔组织协调,同时维持卡环形态以及与固位区的相互位置关系。通过使用高弹性铸造合金使卡环的形态更细小、更隐蔽,利用美观固位区进一步提升卡环的隐蔽性,减少和消除金属的暴露。

1. 弹性树脂　弹性树脂是一种以聚酯树脂为主要成分的制作隐形义齿的重要材料。在 20 世纪 50 年代,美国口腔市场就开始使用这种高弹性、抗折裂力强、无毒无味的高分子材料来替代传统的金属卡环和基托。临床上常用的有美国 Valplast 弹性树脂。

　　用于制作基托的弹性树脂,可模拟毛细血管的效果,具有良好的透明度,以及与天然牙龈组织相近的色泽,具有不错的美观性能(图5-44)。随着口腔材料学的发展,近年来,弹性树脂的强度也得到了提高。临床上,有一种基托卡环,从树脂基托延伸出的卡环包绕牙颈部,从而取代了传统的金属卡环,依靠树脂基托的弹性来固位,也是美观卡环的一种。

　　这种材料的缺陷在于,伴随树脂老化,义齿会发生变色、弹性下降等问题,导致临床远期修复效果不佳。因此,弹性树脂多用于临时修复,通常不适用于全口义齿修复。

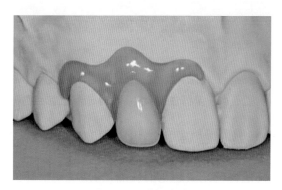

**图5-44　隐形义齿**

　　2. 牙色树脂　牙色树脂是以聚甲醛为基础合成的高分子材料。通过热凝注塑形成卡环,具有相较普通基托树脂更高的硬度。目前市面上已开发出多种牙色可供选择,还可以与染色树脂搭配使用,基本可与余留牙牙色达到协调一致。适用于可摘局部义齿、临时修复体及牙周夹板等的制作。

　　但是因为树脂材料物理性能的局限,无法替代金属形成整个义齿支架。在制作时要在金属支架上机械结合树脂卡环,制作步骤较烦琐。另外树脂存在老化变形的问题,长期使用会导致卡环固位不良。

　　3. 透明树脂　透明树脂同牙色树脂卡环的构造、工作原理一致。由于物理性能的局限,不能单独铸造构成整副义齿的支架,而必须与金属支架结合使用,也无法使用在游离端缺失的病例。临床上,由于颜色透明,主要用于在美观区域取代唇颊侧的金属卡环。

　　4. 高弹性铸造合金　由于树脂材料的机械力学性能缺乏长期稳定,所以铸造金属支架仍是可摘局部义齿卡环材料的最佳选择。但是金属本身不具备透明性亦不容易改变其颜色,所以只能通过合理利用美观固位区遮蔽金属,以及改良卡环设计来减少金属暴露,例如缩短、缩窄卡环臂,隐藏等。

　　但长度或宽度的减少就意味着卡环固位性能的降低。为了获得固位补偿,可以将卡环臂设计得更深入倒凹区。只有有足够弹性和强度的合金才能满足此类型卡环设计。目前使用的支架金属中,符合相应要求的材料包括金合金和高弹性钴铬钼合金。

　　相较而言,金合金的弹性更好,但是其硬度小,强度欠佳,费用高昂。相比之下,主要成分为钴、铬、钼的高弹性支架合金因其生产时遵循专有的元素比例以及结合提纯工艺,具有比普通钴铬金属更强的高弹性、更理想的延展系数和维氏硬度。

　　使用钴铬钼合金铸造的支架变形和折断的可能性小,因此设计更加灵活。卡环臂可以更细小,支架更精巧。在兼备良好固位力的基础上改善了卡环的美观性,是最适合设计和制作各类型金属美观卡环的材料,亦可应用于传统设计的可摘局部义齿支架(图5-45)。

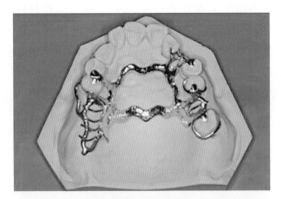

图5-45　高弹性铸造合金可摘局部义齿支架

常用的钴铬钼支架合金有美国登士柏公司的 Vitallium 合金,德国 BEGO 公司的 Wironit 合金等等。

铸造金属卡环具备其他材料无法超越的优点,铸造美观卡环的设计更加灵活多变,种类众多。可摘局部义齿主要由整铸支架来支撑,材料和工艺的发展都较成熟,所以铸造金属美观卡环在目前临床应用上更值得推广。

### (二)利用美观固位区

1. 美观基牙

(1)微笑暴露区:在露齿微笑时(一般为姿势性微笑或社交性微笑)口腔内软硬组织所暴露的区域,称为微笑暴露区,主要包括显露的牙齿及牙龈部分(图5-46)。不同个体存在个体差异性。微笑可以跨越种族、性别与年龄障碍,不用语言就把人与人之间的距离拉近。它是我们心灵的窗户、提升个人外表魅力的重要因素,是人类社交的重要资本。

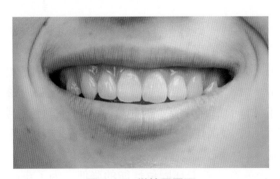

图5-46　微笑暴露区

牙冠暴露量在微笑中占重要地位,主要由笑线高低及开唇口角距离等决定。笑线是指上唇边缘在微笑时伸展的假想线。一般与年龄、性别等个体因素有关。

高位笑线(图5-47):能显露75%的邻间牙龈和全部边缘龈,看到牙颈部3mm以上的牙龈,在美学上是可以接受的,超过这个尺度则判断为露龈微笑。

中位笑线(图5-48):中位笑线被认为是最理想的微笑线,龈缘与上唇下缘平行,上颌牙切缘触及下唇内缘。研究显示年轻女性笑线普遍比男性高。

低位笑线（图5-49）：仅显露有限的牙齿（牙体的20%）。

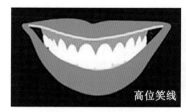

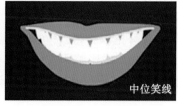

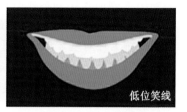

图5-47 高位笑线　　　　　图5-48 中位笑线　　　　　图5-49 低位笑线

大多数中青年人在正常微笑时，下颌前牙颈部一般不暴露，当需用下颌前牙作为基牙时，可以设置低位卡环在下颌前牙的颈部，如此可以达到隐藏卡环的效果。

相关研究表明随着人年龄的增长，面部肌肉的紧张度降低，牙龈组织退缩。老年人唇部和面颊肌肉弹力下降而变得松弛下垂，从而导致下唇笑线的降低，以及下颌前牙及牙龈暴露量的增加。相应的，上颌前牙及牙龈暴露量也会减少。

（2）美学区域牙位：露齿微笑或言语时容易显露出的牙位，称之为美学区域牙位。多数人可显露前牙和前磨牙，少数人可以显露到第一磨牙甚至第二磨牙（图5-50）。

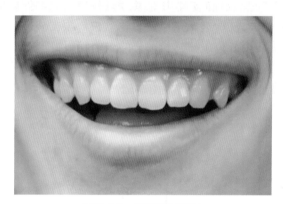

图5-50 微笑区域牙位

（3）美观基牙：位于美学区域牙位，被选为固位体基牙的天然牙，称为美观基牙。

基牙的选择是可摘局部义齿修复中的重要环节。当牙列游离端缺失或少数前牙缺失时，美学区域牙位的天然牙常被选作基牙（图5-51）。

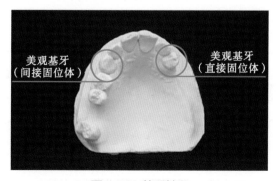

图5-51 美观基牙

如果遇到需要在尖牙或前磨牙区设计固位体的情况，就尽可能选择放置于前磨牙。当需要用下颌前牙作为基牙时，可以设置低位卡环在下颌前牙的颈部，达到美观的效果。在合理设计的前提下，尽量选择最满足美观性的基牙。

传统卡环对基牙形成尽可能大的环抱以获得固位，但唇颊侧金属卡环部分却容易暴露。与天然口腔组织不协调的金属颜色，会严重影响面部的整体美观。美学区域牙位处于牙弓前部，卡环对容貌美观的不良影响会更明显，传统的卡环设计已无法满足美学区域牙位的美观要求。

2. 美观就位道

（1）美观就位道：可消除或减少美观基牙上金属暴露，提升义齿美观性的就位道称为美观就位道，是就位道的一种。

通常模型观测的时候都会先选定就位道方向，再描绘观测线。模型观测时，可将模型倾斜调至使美观基牙上卡环不易暴露的角度，再综合口腔情况确定就位道。

（2）旋转就位道：义齿围绕横轴旋转使固位体依次就位，能够有效减少前牙卡环的暴露。这种就位道称为旋转就位道。旋转就位道是美观就位道的一种特殊类型。

应用时支架前端设计为硬性固位体，结合后端的一个或多个传统卡环。硬性固位体由𬌗支托和小连接体组成，主要发挥固位作用的是小连接体的龈端伸展部分。

义齿戴入时硬性固位体先就位，后端卡环依次就位。根据旋转中心的不同可分为两类：

Ⅰ类旋转就位道：旋转中心位于托延长部分的末端，硬性固位部件位于小连接体的龈伸长部分。戴牙时，旋转中心首先就位，小连接体的龈伸长部分在义齿旋转时先进入倒凹，发挥固位作用，然后是支架的其余部分就位（图5-52）。

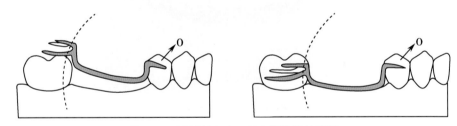

图5-52　消除前牙卡环的Ⅰ类旋转就位道

Ⅱ类旋转就位道：旋转中心位于作为硬性固位体的小连接体的龈伸长部分（图5-53）。具有双重就位道。第一步沿垂直就位道使旋转中心首先就位，第二步沿旋转就位道使𬌗支托及支架其他部分就位。

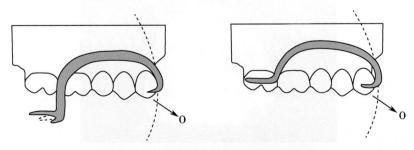

图5-53　消除前牙卡环的Ⅱ类旋转就位道

旋转就位虽优点突出，但仍存在缺点：

①临床操作不容易掌握，初戴义齿调磨费时，取戴不方便。

②省去前牙卡环，对义齿的稳定性产生一定影响，须采取措施如增加𬌗支托的厚度和长度。

目前在国内可能是由于部分临床医师并没完全领会旋转就位的原理或者难以得到技师的支持，还可能因为尚无旋转就位长期成功率的证据，缺乏必要的信心，旋转就位义齿的临床应用不多。

（3）美观观测线：模型观测时，通过调节模型倾斜角度，使其描画出的观测线以下的倒凹区不超出美观固位区范围，就是美观观测线（图5-54）。我们可以根据美观固位区来预测美观观测线的位置范围，然后综合考虑选择美观就位道的角度。

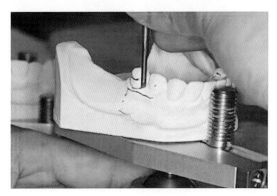

**图5-54　美观观测线**

**3. 美观固位区**

（1）卡环暴露区：张口动作时，基牙上所暴露卡环金属部件的区域，称为卡环暴露区。

由于基牙及口腔组织本身的解剖特点或者观察角度的不同，卡环金属部件并不会完全被看到，只有部分显露，其余部分会被基牙本身、邻牙或唇颊肌肉所遮挡。

无论何种卡环，基牙舌侧的金属部分都必然会被基牙本身遮挡。而卡环颊侧部分的暴露情况相对复杂。影响唇颊遮挡的因素主要为患者的笑线高度和开唇口角距离，例如：在必须使用中切牙放置卡环的病例中，如果患者笑线位置高，前牙区牙龈都位于微笑暴露区，基牙唇面上的金属就很难遮挡，卡环臂部分甚至可以全部看得到；如果笑线低，卡环可以得到唇部遮挡，没有被遮挡的部分就是卡环暴露区（图5-55）。

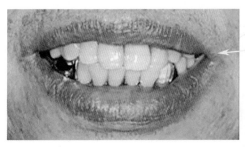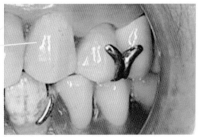

**图5-55　卡环的暴露与遮挡**

　　控制邻牙和基牙遮挡的因素主要是所选基牙在牙弓中所处的位置。同样长度的卡环臂包绕于不同牙位的基牙，越是接近牙弓前部靠近面中线的牙，唇颊侧卡环臂将暴露越多。以上颌为例，若卡环置于上颌侧切牙可能不会得到任何邻牙遮挡；若置于位于牙弓转角处的尖牙，轴嵴远中的部分区域会被自身所遮挡（图 5-56）；若置于第一前磨牙，其位置更加靠后，不仅它的轴嵴远中被自身遮挡，近中区域的卡环还可得到相邻尖牙的遮挡，这时卡环暴露区更少。

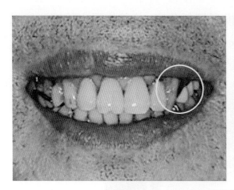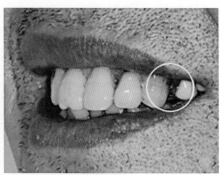

**图 5-56　不同的观察角度有不同的遮挡效果**

　　这里要特别说明的是：由于观察角度的不同，比如正面观、45°侧面观或 90°侧面观，基牙本身与邻牙形成的遮挡隐蔽区会发生变动。平视、仰视或俯视，亦会导致唇颊遮挡的视觉变化。在日常社交生活里，最常见的是面对面的交流，正面观及水平侧面视角更有临床应用价值。

　　美观卡环的目的就是尽量减少卡环暴露区，将传统卡环中唇颊侧暴露的金属部分尽可能隐藏起来，提高可摘局部义齿的美学性能。

　　（2）卡环固位区：基牙上提供固位力的倒凹区，在该倒凹固位区内放置卡环所产生的固位力能够确保义齿正常行使功能。

　　卡环的固位主要源于卡环臂与天然牙之间的摩擦力。天然牙体的形态是凸状曲面，最凸点以下的部分就是倒凹。通常卡环弹性臂的游离端会紧贴基牙倒凹区，脱位时为了通过最凸点卡环臂会产生弹性形变，同时会对基牙有一个正压力，继而产生阻碍卡环脱位的摩擦力。固位力的大小必须确保义齿能正常行使功能。

　　所有天然牙均存在不定量的固有倒凹可供选用，可以通过调整就位道方向来改变倒凹的大小和位置，无合适倒凹时可以进行牙体预备得到所需倒凹。

　　（3）美观固位区：根据上述概念的阐述，以美观和功能两者兼顾为目的，卡环暴露区应尽量减少其在微笑口腔暴露区中的范围，这样便可提高义齿在日常交往和功能活动时的美观性能；同时，所选用卡环固位区的大小起码要保证卡环产生的固位力达到临床应用所要求的最小值。这就是卡环美学设计的原理，由此引出一个全新的概念：美观固位区。

　　美观固位区是指基牙上不影响美观的倒凹固位区（图 5-57），这类倒凹区在正常功能活动时受到唇、颊、邻牙的遮挡而不显露。主要包括基牙颊轴嵴远中倒凹区、邻面倒凹区、舌侧倒凹区、颈 1/3 倒凹区。

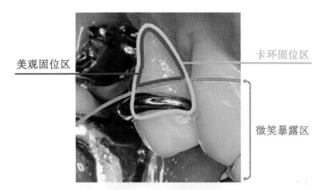

图5-57 美观固位区

在可摘局部义齿中，固位是保证义齿行使功能的前提，这项工作主要由卡环承担，所以完全消除卡环是不可能的。基牙的倒凹中总有一些隐蔽的倒凹可以利用，卡环尖位于美观固位区内，不仅具备固位作用，还兼顾了美观。

美观固位区的存在可以说是设计和制作美观卡环的重要前提。

## 二、常见美观卡环的分类

### （一）前牙美观卡环

前牙包括切牙和尖牙，特殊性是没有后牙一样容易利用的面积较大的面，舌面固位区小，颊面固位区暴露在美学区域，对美观影响很大，因而前牙美观卡环的美观固位区选择、设计选择有一定难度。

1. 短颊侧固位臂卡环　短颊侧固位臂卡环是由传统三臂卡环改良而来。传统卡环包括𬌗支托、固位臂和对抗臂。改良后的卡环缩短了固位臂的长度，位于颊轴嵴远中，不越过颊轴嵴，减少颊面卡环暴露。

（1）结构：短颊侧固位臂卡环由颊侧短固位臂、舌侧对抗臂、远中邻面板及远中𬌗支托组成（图5-58）。

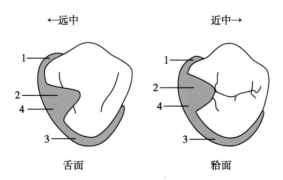

1.颊侧短固位臂；2.远中𬌗支托；
3.舌侧对抗臂；4.远中邻面板。

图5-58　短颊侧固位臂卡环（前牙型舌面、后牙型𬌗面）

（2）特点：颊侧固位臂位于基牙颊轴嵴远中，不越过颊轴嵴，远中邻面板可起到辅助固位的作用（图5-59，图5-60）。

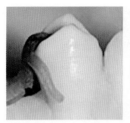
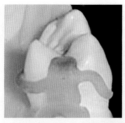
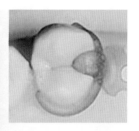

图 5-59　短颊侧固位臂卡环（蜡型）

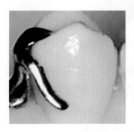
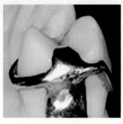
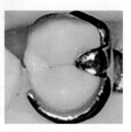

图 5-60　短颊侧固位臂卡环（铸造金属）

（3）适应证：前牙、后牙均适用。要求牙列缺隙前后都要有基牙，且基牙颊面远中有适宜的倒凹（图 5-61）。不宜用于远中末端游离缺失的基牙。

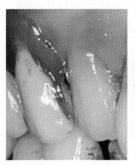
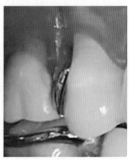
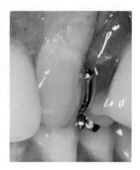

图 5-61　短颊侧固位臂卡环（口内效果）

2. C 形卡环　C 形卡环是由传统圈卡改良而来。传统圈卡固位臂包绕基牙舌面、邻面和颊面，越过颊轴嵴，与基牙接触面积较大，故而自洁作用较差。改良后的 C 形卡环不仅提升了美观度，并且自洁作用更好。

（1）结构：C 形卡环由缩短的固位臂、小连接体及𬌗支托组成（图 5-62～图 5-66）。固位臂起自近中𬌗支托，环绕基牙舌侧轴面，卡环尖止于邻颊线角处。如果基牙近中无邻牙接触起对抗作用，可设置对抗板与𬌗支托相连。

（2）特点：由于 C 形卡环尖的位置与人工牙相邻，𬌗支托位于基牙近中，受到脱位

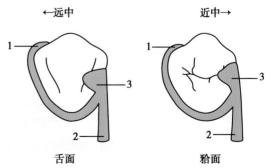

1. 固位臂；2. 小连接体；3. 近中𬌗支托。

图 5-62　C 形卡环（前牙型舌面、后牙型𬌗面）

力作用时易形成制锁作用，能有效地阻止义齿鞍基向殆方翘起。受咀嚼力时基托与卡环臂同时下沉，可减轻基牙负担，减少或避免对基牙施加的扭力。

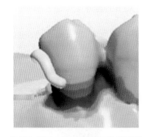
图5-63　C形卡环（颊面）

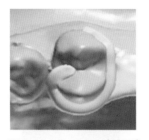
图5-64　C形卡环（殆面）

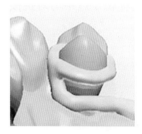
图5-65　C形卡环（舌面）

（3）适应证：适用范围广，尤其适用于远中游离缺失的病例。

但是对于基牙舌侧非倒凹区过于靠近殆方的基牙，或者前牙舌侧卡抱空间不足，C形卡环舌面的卡环臂往往会影响咬合，因而衍生出另一个改良型——L形卡环。

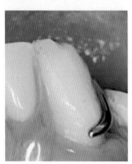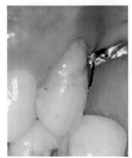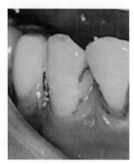
图5-66　C形卡环（口内效果）

3. L形卡环　L形卡环是C形卡环的进一步改良。为了提升基牙舌面自洁作用，减少与金属的接触面积，避免对颌牙尖咬到舌面卡环臂，同时又满足远中游离端缺失病例，将C形卡环固位臂与殆支托分离，远中固位臂直接与小连接体连接。因为分离后的固位臂从邻面看呈L形，故称之为L形卡环。

前牙和后牙都可以放置L形卡环，但要根据患者实际情况判断，避免显露金属。

（1）结构：L形卡环由固位臂、小连接体及殆支托组成（图5-67～图5-71）。

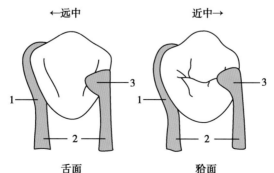

1. 固位臂；2. 小连接体；3. 近中殆支托。

图5-67　L形卡环（前牙型舌面、后牙型殆面）

（2）特点：L形卡环由独立的固位臂和近中殆支托组成主体结构，固位臂呈L形。

对于基牙前后均有缺隙，没有近中邻牙做对抗时，L形卡环可增加一个近中对抗板，殆支托位于近中与对抗板相连，与卡环臂分离，该设计可适用于牙冠较短的基牙。

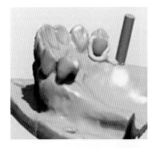 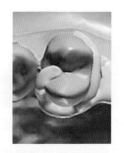 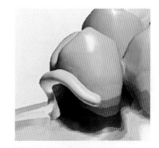

图5-68　L形卡环（舌面）　　　图5-69　L形卡环（殆面）　　　图5-70　L形卡环（颊面远中）

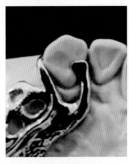 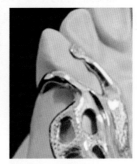 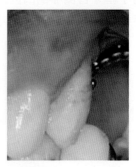

图5-71　L形卡环（铸造金属舌面、邻面及口内效果）

（3）适应证：适用范围及特点与C形卡环相似，适用范围广，尤其适用于远中游离端缺失的病例。对于基牙舌侧非倒凹区过于靠近殆方而影响咬合者或者基牙较低平，C形卡环不适用，就可以选择L形卡环。

当L形卡环用于切牙和尖牙时，由于基牙形态限制，卡环臂已经不是L形，并且固位力与稳定性都有所下降，建议与远中基牙其他卡环同时使用，尽量不要用于游离端缺失的末端基牙。

4. 改良RPI卡环　传统设计中的RPI卡环也属于美观卡环的范畴。I杆与基牙的接触面积较小，置于基牙颈部1/3倒凹区，基本上不会影响其美观。但如果遇到笑线较高的患者，放置在近中的I杆就有可能会暴露。

对传统RPI卡环进行改良以适应多种情况。改良RPI卡环后结构还是包括I杆、远中邻面板、近中殆支托。但I杆改为放置在基牙颊轴嵴远中，金属更加隐蔽，而且更能阻止游离鞍基向殆方翘起。

（1）结构：改良RPI卡环由I杆、远中邻面板及近中殆支托组成（图5-72～图5-74）。

（2）特点：I杆位于基牙颊轴嵴远中，更加隐蔽。

（3）适应证：适用于游离端缺失的末端基牙，导线靠近龈1/3。不适用于基牙颈部和邻近组织有较大的倒凹；前庭沟过浅或者基牙过度颊舌侧倾斜的情况。

改良RPI卡环I杆放于颊轴嵴远中，与放于近中相比更能有效地阻止游离鞍基向殆方翘起。

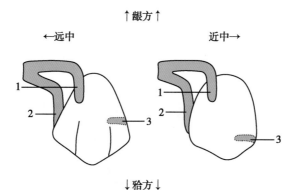

1.I杆；2.远中邻面板；3.近中𬌗支托。

图5-72　改良RPI卡环（前牙型颊面、后牙型颊面）

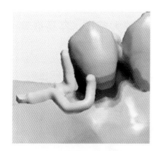

图5-73　改良RPI卡环（颊面）

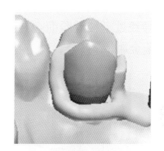

图5-74　改良RPI卡环（舌面）

当义齿承受咀嚼压力时，远中游离鞍基围绕近中𬌗支托转动下沉时，远中I杆的移动几乎垂直于龈方，I杆与基牙脱离接触，能减少或避免卡环对基牙施加的扭力，对基牙起到保护作用。

5. T形卡环　与I形卡环类似的低位卡环还有T形卡环，两者结构相似因而适应证也基本相同，都适用于游离端缺失的基牙。相比于I形卡环，T形卡环因为与基牙接触面积较大故而固位力更好。

（1）结构：T形卡环由T杆、远中邻面板、近中𬌗支托组成（图5-75～图5-77）。

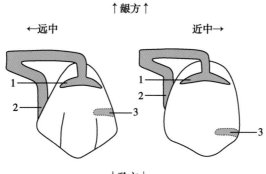

1.T杆；2.远中邻面板；3.近中𬌗支托。

图5-75　T形卡环（前牙型颊面、后牙型颊面）

（2）特点：隐蔽性较好的低位卡环，T形卡环的两只短臂可以根据实际情况改良设计。

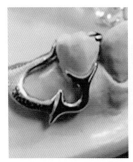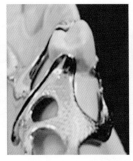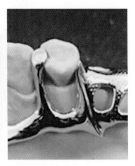

图5-76 T形卡环（颊面、远中面、舌面）

（3）适应证：适用于游离缺失的末端基牙。不适用于前庭沟过浅或导线接近𬌗面的基牙。因为导线过于接近𬌗面会导致T杆与口腔组织之间有较大空隙，容易嵌塞食物，而且不容易遮蔽金属。

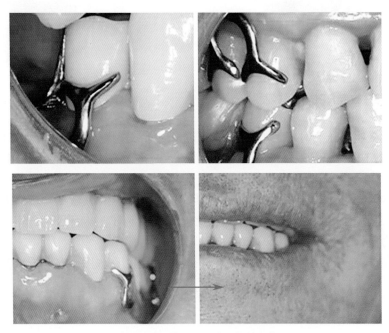

图5-77 T形卡环（口内效果）

以上介绍的五种卡环都是根据传统卡环改良而来，缩小了金属在基牙颊面固位区的体积，从而提升美观性。但是如果患者笑线很高，美观区域较大，暴露在颊面的金属无法通过唇及邻牙遮蔽，美观效果就会不尽如人意。因此，合理利用邻面固位区，也是设计前牙美观卡环的一个重要方向。

6. 前牙邻面板式卡环　前牙邻面板式卡环就是利用了前牙邻面倒凹区进行固位，固位臂呈现月牙形板状，从覆盖基牙舌面的腭板远中端伸出，进入倒凹区，止于邻颊线角，不暴露在颊面，故而美观性好。

（1）结构：前牙邻面板式卡环由腭板及固位臂组成。固位臂位于邻面，呈月牙形板状，不延伸至颊面（图5-78～图5-80）。

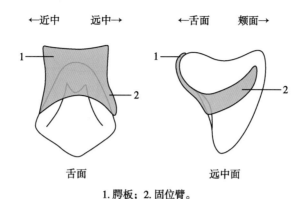

1. 腭板；2. 固位臂。

图 5-78　前牙邻面板式卡环（舌面、远中面）

（2）特点：利用前牙邻面固位区进行固位，固位臂呈板状。

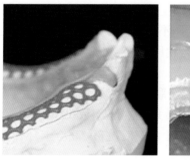
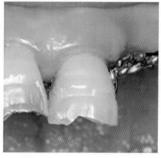

图 5-79　前牙邻面板式卡环（模型上蜡型、口内效果）

（3）适应证：邻面有足够倒凹的切牙或尖牙，适用于对美观要求较高的患者。由于固位力较小，需要与远中基牙其他卡环同时使用，不能用于游离端缺失病例。

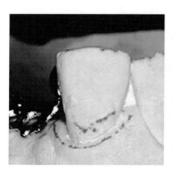
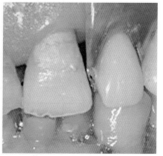

图 5-80　前牙邻面板式卡环（铸造金属、口内效果）

7. Twin-Flex 卡环　Twin-Flex 卡环是一种特殊结构的美观卡环，金属大连接体组织面有一条预制管道，供卡环臂的连接体通过。由于颊侧无金属暴露，非常适用于前牙。

（1）结构：Twin-Flex卡环由邻面固位臂、连接体及固位臂管道组成（图5-81）。

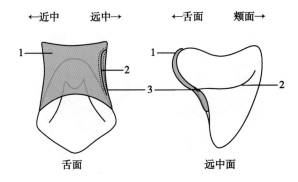

←近中　　远中→　　　　←舌面　　颊面→

1.连接体；2.邻面固位臂；3.固位臂管道。

图5-81　Twin-Flex卡环（舌面、远中面）

（2）特点：采用弯制钢丝等弹性固位体，对基牙不会产生太大的扭力，并且还能够调节卡环的力量。利用基牙邻面的倒凹固位，因而不需要颊侧固位臂，所以很少显露金属。

（3）适应证：因其卡环臂较短且弹性较小，不适于倒凹过大的牙齿，倒凹区小于0.25mm时可选用此种卡环。它还适用于颊舌侧倒凹不足的后牙缺失病例。可通过焊接法和整铸法制作Twin-Flex卡环。需要与其他卡环联合使用。

**（二）后牙美观卡环**

1. 联合短臂卡环　联合短臂卡环由传统联合卡环改良而来，缩短了颊侧联合卡环固位臂长度，卡环尖止于相邻两基牙颊面近远中转角处，隐蔽于外展隙内。

（1）结构：联合短臂卡环由短颊固位臂、舌侧对抗部、联合卡环体及联合𬌗支托组成（图5-82～图5-85）。

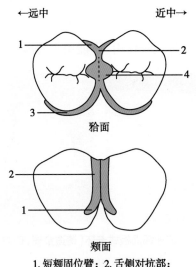

←远中　　　　　　近中→

𬌗面

颊面

1.短颊固位臂；2.舌侧对抗部；
3.联合卡环体；4.联合𬌗支托。

图5-82　联合短臂卡环（颊面）

（2）特点：颊侧卡环外形与邻间钩相似，但是有卡环尖伸出并进入倒凹区。两条短颊侧卡环臂止于相邻两基牙颊面的近远中转角处，能够提供一定的固位力，同时又隐蔽于基牙的外展隙内，美观性得到了显著提高。

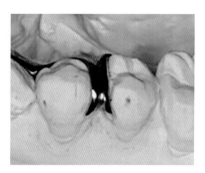

图5-83 联合短臂卡环（铸造金属拾面）

（3）适应证：适用于游离端缺失的基牙。基牙牙冠短而稳固，或相邻两牙之间有间隙者。

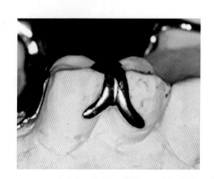

图5-84 联合短臂卡环（模型上铸造金属）

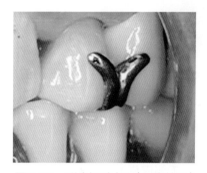

图5-85 联合短臂卡环（口内效果）

2. 板杆卡环 L形卡环用于后牙时，如果基牙前后都有缺隙，没有邻牙起到对抗作用，会对基牙造成伤害。此外，基牙远中面依靠L形固位臂进行固位，当远中缺隙咬合力过大时，会造成固位臂下沉，带动基牙扭转并影响咬合功能。为了解决这个问题，在L形卡环的基础上进一步改良，以适应后牙咬合特征，故而产生了板杆卡环。

（1）结构：板杆卡环由短固位臂、杆状连接体、远中邻面板及近中拾支托组成（图5-86~图5-89）。

（2）特点：由大连接体伸出杆状连接体，连接远中邻面板，短固位臂从邻面板延伸而出。与L形卡环相似，设计近中拾支托与卡环臂分离。

远中邻面板在义齿就位或脱位中，与基牙导平面呈平面式接触。既保护基牙健康，又可辅助义齿固位，防止义齿与基牙间食物嵌塞。为保证固位臂具有弹性，邻面板与鞍基无连接。

（3）适应证：放置在前磨牙和磨牙，可用于远中游离端缺失病例。邻面需要制备导平面。

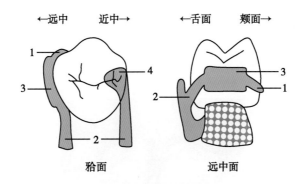

1. 短固位臂；2. 杆状连接体；
3. 远中邻面板；4. 近中殆支托。

**图 5-86  板杆卡环（殆面、邻面）**

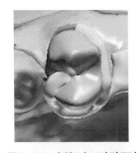

**图 5-87  板杆卡环（殆面）**

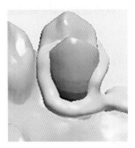

**图 5-88  板杆卡环（舌面）**

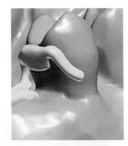

**图 5-89  板杆卡环（颊面远中）**

3. **舌侧固位卡环**  前牙由于舌面固位区面积不够，设计美观卡环时更多是选择考虑颊面或邻面。而对于有充分牙冠高度的后牙，可以考虑设计舌面固位美观卡环，让固位臂位于基牙舌侧。舌侧固位卡环一共有 3 种类型，分别是舌侧固位短颊侧臂卡环、舌侧固位 L 形卡环、舌侧固位 J 形卡环。

（1）舌侧固位短颊臂卡环：舌侧固位短颊臂卡环从殆面观察近似于短颊侧固位臂卡环，所不同的是前者固位臂在舌面，短对抗臂在颊面；后者短固位臂位于颊面，对抗臂在舌面。无论如何设计，暴露在颊面的卡环臂都要缩短长度，同时卡环包绕基牙的角度要超过 180°。

1）结构：舌侧固位短颊侧臂卡环由舌侧固位臂、短颊侧对抗臂及远中殆面组成（图 5-90～图 5-94）。

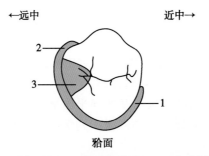

1. 舌侧固位臂；2. 颊侧短对抗臂；3. 远中殆支托。

**图 5-90  舌侧固位短颊侧臂卡环**

2）特点：短颊侧对抗臂位于基牙颊轴嵴远中，由于位置在观测线之上，接近𬌗面。

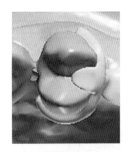

图5-91　舌侧固位短颊侧臂卡环（𬌗面）

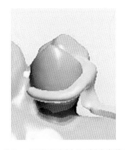

图5-92　舌侧固位短颊侧臂卡环（舌面）

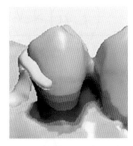

图5-93　舌侧固位短颊侧臂卡环（颊面）

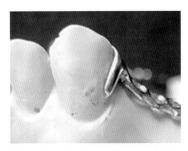

图5-94　舌侧固位短颊侧臂卡环（铸造金属效果）

3）适应证：多用于前磨牙上，适用于缺隙前后都有基牙的情况，与远中基牙其他类型卡环联合使用，也可用作间接固位体。短颊侧固位臂与舌侧固位短颊侧臂卡环，两者固位臂与对抗臂的位置恰好相反，两者均适用于缺隙前后均有基牙的前磨牙。

（2）舌侧固位L形卡环：利用舌侧固位的卡环还有以下两种设计，呈对抗作用的结构不为卡环臂，而是向颊侧稍稍延伸而出的小对抗板，与横跨两基牙𬌗面的𬌗连接体相连。根据其形态命名舌侧固位L形卡环、舌侧固位J形卡环。

1）结构：舌侧固位L形卡环由𬌗支托、小对抗板、舌侧固位臂及𬌗连接体组成（图5-95）。

2）特点：取消对抗臂，将𬌗支托向颊侧延伸形成一个位于远中颊面的小对抗板，与横跨两基牙𬌗面的𬌗连接体相连，固位臂从舌面观察呈L形。

3）适应证：可用于单侧缺失病例，放置于缺隙对侧牙列的基牙上。舌侧固位臂的区域接触面积较大，减弱了自洁作用。

（3）舌侧固位J形卡环：由于L形卡环自洁作用较弱，故而J形卡环在L形卡环的基础上做了改进，舌侧固位臂由面接触改为了点接触，以保证正常的自洁作用。

1）结构：舌侧固位J形卡环由𬌗支托、小对抗板、舌侧固位臂（J形）及𬌗连接体组成（图5-96）。

2）特点：舌侧固位臂改为J形，将L形固位臂的线接触变为点接触。

3）适应证：同L形卡环一样适用于单侧缺失病例，放置于对侧余留牙列的基牙上。但由于固位力将会有所降低，在应用时要权衡考虑。

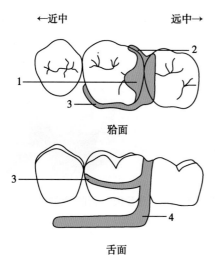

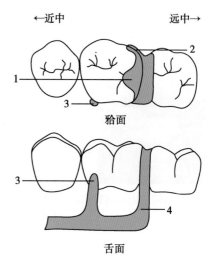

1. 殆支托；2. 小对抗板；
3. 舌侧固位臂；4. 殆连接体。

图 5-95 舌侧固位 L 形卡环（殆面、舌面）

1. 殆支托；2. 小对抗板；
3. 舌侧固位臂；4. 殆连接体。

图 5-96 舌侧固位 J 形卡环（殆面、舌面）

4. RLS 卡环 RLS 卡环（rest L-bar stabilize clasp）亦是一种舌侧固位美观卡环，因其结构与 RPI 卡环类似，不同之处是将 I 杆设置于基牙舌面倒凹，故而亦有"反向 RPI""舌侧 RPI"之称。

（1）结构：RLS 卡环由舌面 I 杆、远中稳定器、近中殆支托组成（图 5-97～图 5-100）。

（2）特点：RLS 卡环可以看作一种反向 RPI 卡环，有近中殆支托。远中的稳定器相当于邻面板，与固位部分有交互稳定作用，提供固位的 I 杆被设计在舌侧。颊侧无暴露金属，美观性很好。

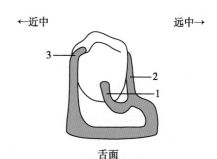

1. 舌面I杆；2. 远中稳定器；3. 近中殆支托。

图 5-97 RLS 卡环（舌面）

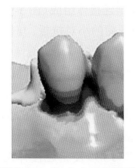

图 5-98 RLS 卡环（颊面）

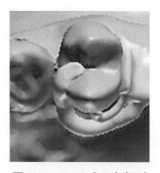

图 5-99 RLS 卡环（殆面）

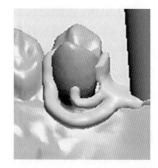

图 5-100 RLS 卡环（舌面）

（3）适应证：该美观卡环适用于游离端缺失病例，可放置于有适宜舌侧倒凹的前磨牙或磨牙上。但要提醒患者注意口腔卫生清洁，以免基牙舌侧菌斑堆积。

5. Terec 邻面隐藏式卡环　Terec 邻面隐藏式卡环（Terec hidden clasp）利用邻面固位，可以被看作一种分离式的三臂卡。由于需要利用邻面倒凹固位，所以固位臂要与小连接体、对抗臂分离，以保证卡环臂有足够的长度进入倒凹，实现良好的固位的同时具有一定的弹性。

（1）结构：erec 邻面隐藏式卡环由邻面固位臂、舌侧对抗臂、小连接体及𬌗支托组成（图 5-101～图 5-103）。

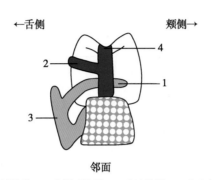

←舌侧　　　　　颊侧→

1. 邻面固位臂；2. 舌侧对抗臂；3. 小连接体；4.𬌗支托。

图 5-101　Terec 邻面隐藏式卡环（邻面）

（2）特点：邻面固位臂由大连接体伸出，位于舌侧对抗臂下方，隐藏于邻面倒凹。小连接体只与𬌗支托及舌侧对抗臂相连，与邻面固位臂并无接触。

由于利用邻面固位，所以该卡环颊侧几乎不暴露金属，美观性好。其缺点是结构复杂，制作困难，基牙可提供的水平倒凹较小，铸造卡环臂的回弹性差，容易导致永久性形变。

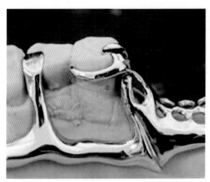

图 5-102　Terec 邻面隐藏式卡环（铸造金属舌面）　　图 5-103　Terec 邻面隐藏式卡环（铸造金属邻面）

（3）适应证：由于邻面结构复杂，所以要求基牙近缺隙侧有适度倒凹。由于固位臂和对抗臂分离，属于应力中断设计，适用于游离端缺失基牙。

6. 鞍锁卡环　Saddle-Lock 鞍锁卡环（Saddle-Lock clasp）是一类为使卡环固位臂拥有弹性而设计的美观卡环系统。

鞍锁卡环有两大分型——用于游离端缺失基牙上的 A 型，和用于牙支持式的 B 型。两型虽适应证不同，但其共同特征都是邻面板内有一条凹型槽供固位臂通过，固位臂虽与邻面板有接触，但是相互分离没有连接为一体。主要区别是𬌗支托是否与邻面板相连。

（1）A 型鞍锁卡环

1）结构：A 型鞍锁卡环由弹性固位臂、对抗板（基牙近远中都有缺隙，无邻牙提供对抗时使用）、邻面板及近中𬌗支托组成（图 5-104）。

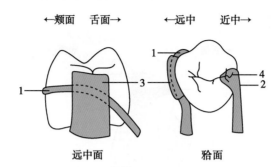

←颊面　舌面→　　←远中　近中→

远中面　　　　　𬌗面

1. 弹性固位臂；2. 对抗板；3. 邻面板；4. 近中𬌗支托。

图 5-104　A 型鞍锁卡环（远中面、𬌗面）

2）特点：固位臂起始于大连接体，通过邻面板栓道后止于基牙远颊或邻颊线角处，与邻面板接触但没有连接，短固位臂仍然具有一定弹性。近中𬌗支托在咀嚼运动时，固位臂可向龈方移动，以减轻基牙的转矩，达到保护基牙的目的。

3）适应证：A 型鞍锁卡环适用于末端游离缺失基牙上。为了提供空间给卡环臂与邻面板，对基牙有一定的高度要求，最好是边缘嵴到牙龈乳头之间有 5mm 的间距。

若在非游离缺失牙列中，缺隙远端基牙被诊断为牙松动，可能早失，那么近端基牙应设计为 Saddle-Lock 的 A 型。

（2）B 型鞍锁卡环：Saddle-Lock 鞍锁卡环 B 型适用于牙支持式可摘局部义齿，其根据形态不同又分为了两类——Ⅰ类和Ⅱ类。

当基牙近中有余留牙，与固位臂相对应产生对抗作用时，可以撤销近中𬌗支托，而将其直接与远中邻面板相连。此为 B 型Ⅰ类，可放置在牙列缺隙的近中基牙上（图 5-105）。

对于缺隙的远中端基牙，则有 B 型Ⅱ类设计。其对抗作用则由环绕基牙远端的舌侧卡环臂提供（图 5-106）。

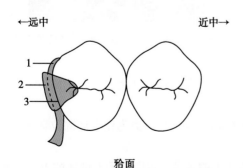

←远中　　　　近中→

𬌗面

1. 弹性固位臂；2. 邻面板；3. 远中𬌗支托。

图 5-105　B 型鞍锁卡环Ⅰ类（𬌗面）

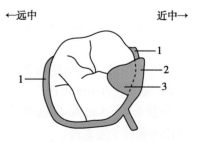

←远中　　　　近中→

𬌗面

1. 弹性固位臂；2. 邻面板；3. 远中𬌗支托。

图 5-106　B 型鞍锁卡环Ⅱ类（𬌗面）

# 第六节 口腔美学修复医疗纠纷的防范及风险评估

口腔医疗纠纷是指由于医患双方对诊疗过程中发生的不良后果、产生的原因以及法律责任的认识不一致而向有关部门提出的控告,是发生在口腔医疗过程中医患双方之间的一种民事纠纷。口腔修复科的诊疗过程,尤其是美学区修复诊疗,受到修复科医师临床技术能力、诊疗设施、医患双方审美差异等复杂因素的影响,其烦琐精细的临床操作流程与医患沟通环环相扣,任何一环的疏忽纰漏均有可能成为医疗纠纷的隐患。因此,根据口腔美学修复的自身特点,分析其发生的原因,进行有效的纠纷防范及风险评估,降低口腔美学修复医患纠纷的发生率,是每位修复科医务人员及医疗工作者的必修课。

口腔美学修复的诊疗风险主要来自三大方面:医师技术方面的能力风险,患者感知方面的认知风险和医患沟通不良导致的交流风险。

## 一、来自医师技术方面的能力风险

口腔美学修复是高于基础诊疗的临床操作,除基础诊疗规范以外,对于医师的美学理论知识储备以及美学修复临床经验有更高要求。口腔修复诊疗临床操作复杂、复诊次数多,随着检查和治疗次数的增多,潜在风险不断提高。口腔修复科医师事先评估美学修复难度,全面把控诊疗流程,严格遵守操作规范,提高口腔修复诊疗质量,可有效降低引发风险的概率。

美学修复前,对于美学修复难度进行评估十分必要(表5-4)。修复难度过大的患者,建议慎重接诊。

表 5-4 美学修复治疗难度的分级表

| 分类 | 修复治疗范围 | 临床问题 | 治疗难度 |
|------|------------|---------|---------|
| 第一级 | 改变颜色,不涉及空间和咬合 | 增龄化变色、轻度四环素牙、轻度氟斑牙 | ★ |
| 第二级 | 重建牙体空间,不改变咬合的美学治疗 | 龋坏、单牙冠折 | ★★ |
| 第三级 | 小范围改变牙齿空间,少量改变前牙咬合 | 过小牙、扭转牙、牙列间隙、轻度前牙不齐需要贴面/冠治疗、中重度四环色牙和氟斑牙需要贴面/冠修复 | ★★★ |
| 第四级 | 大范围改变牙齿空间,涉及大范围咬合改变/重建 | 酸蚀症、全口中重度磨损、咬合重建 | ★★★★★ |

## 二、来自患者感知方面的认知风险

美具有两面性。一方面要求医师掌握好临床标准、技术规范等客观内容,另一方面它又涉及患者的认知、个性等心理满足的主观内容,二者不可偏废。因此,在修复前,对患者进行美学心理评估可以帮助医师排除通过修复治疗无法得到满意效果的患者和一些心理预期过高、脱离实际的患者。

为了控制这类主观难题,在开始有创操作之前,可以通过心理分析、美学预告技术(包括数字美齿设计、美学诊断蜡型、口内诊断饰面)将医患技沟通专业化、直观可视化,双方沟通没有障碍时，才能开始修复不可逆临床操作。

## 三、医患沟通不良导致的交流风险

口腔修复科医师在行美学修复操作之前首先要进行全面、有效的医患沟通，短时间内迅速把握患者个人特质，合理避免高风险美学操作，这对后期的医患信任度、沟通有效度、患者敏感度、患者满意度等多个方面都有重要影响。修复中与患者建立良好沟通、保证诊疗操作、费用及相关风险透明化，修复后保证适时复诊随访，维持良好的医患关系，这种修复前、中、后的全方位医疗服务可帮助减少大部分的医患纠纷。

当然，建立良好的医患关系、有效规避医患纠纷，应当从患者踏入诊室的第一步体现专业素养。先微笑招呼是快速建立好第一印象的基本，修复前检查应采集患者系统疾病史，采用无菌无痛检查方式，明确诊断后，设计方案时要纳入患者的需求与承受能力，透彻分析不同方案的利弊，严格执行告知义务，尊重患者的知情权，利用多媒体工具如视频、图片或PPT等进行针对性沟通，保证在医患双方的共同探讨下达成共识，签署知情同意书后进行治疗。修复过程应当注意人文关怀，时刻关注患者反应，调整操作细节，保证诊疗规范。修复后可通过电话、短信等方式进行回访，必要时复诊预约，及时了解患者需求，为患者提供始终如一的口腔美学修复诊疗服务。

在医患关系紧张和信息化高度发达的社会背景下，加强医患沟通能力建设，提高口腔诊疗风险防范的意识，不仅是为了医务人员的自我保护，更是为了在日趋激烈的医疗环境下把握患者资源，保持竞争优势。

## 小 结

对于美学修复而言，在功能协调的基础上，修复结果是否达到患者满意的美观效果决定了整个治疗的成败。因此，美学的考量必须贯彻于美学修复治疗过程中。从临床流程层面上，美学修复过程包括了前期的分析设计阶段以及后期的临床实施阶段。分析设计阶段中，我们需要遵循美学设计的两因素理论，分别从颜色和形态上进行美学设计，并完成美学预告，医技患三方共同制订治疗计划；临床实施阶段中，要通过美学转移技术，将设计的结果转化为最终的修复体。

（于海洋）

### 思考题

1. 美学修复与普通修复有什么不同？
2. 人体面部与口腔的美学因素分别是什么？
3. 美学修复的颜色法则与形态法则分别是什么？
4. 列举几种常用的美观卡环。

# 第六章　口腔修复体仿真制作技术

 **学习目标**

**口腔医学专业：**

1. 掌握：各种不同修复方式的适应证及禁忌证；CAD/CAM 美学设计应用。

2. 熟悉：常见美学修复材料的特性；修复体切削后处理流程。

3. 了解：CAD/CAM 美学技术应用；各种工作室技术流程。

**口腔医学技术专业：**

1. 掌握：常见美学修复材料特性；CAD/CAM 美学技术应用；各种工作室技术流程。

2. 熟悉：各种修复方式特点及临床适用要求；修复体切削后处理。

3. 了解：CAD/CAM 美学设计应用。

　　如何把"假牙"做得像"真牙"一样，是修复体制作者一直追求的目标。尤其是近年来随着生活水平和美学意识的不断提高，患者对修复体的要求越来越高，趋向要求修复体"逼真"，不易被接触到的人识别出来。

　　口腔颌面修复体是口腔器官形态与功能的复原，既要求符合生物力学原则，又要求有高度的精确性和逼真性。口腔修复学的重心由传统的治疗口腔疾病、维持牙齿的"存在"转移到更为舒适地行使咀嚼功能和让牙齿显得"更漂亮"。口腔颌面修复体的制作要求也不断提高，既要兼顾实用要求，又要考虑艺术的审美需求，做到功能、形态和颜色的仿生和仿真，在色、形、质上达到最高的美学要求。修复体要再现天然牙的色泽与形态，成为富有功能和美感的人工器官，达到"以假乱真"的效果。

　　随着各国学者对牙齿颜色和形态研究的不断深入，以及各种修复材料和成形技术的发展，各种仿真技术相继问世，修复体的仿真制作水平越来越高。本章扼要介绍目前常用的一些修复体仿真制作技术。

　　1. 仿真（simulation）　仿真是利用模型复现实际系统中发生的本质过程，并通过对系统模型的实验来研究存在的或设计中的系统，又称模拟。

　　2. 修复体仿真制作（prosthesis simulation manufacture，PSM）　是指在人们对天然牙各种性能全面剖析的基础上，采用各种仿真技术，使修复体对天然牙的外形、色彩、质地、纹理等进行模仿，达到模拟天然牙的整体效果。

计算机辅助设计(computer aided design,CAD)和计算机辅助制作(computer aided manufacture,CAM)技术简称 CAD/CAM。CAD 主要指以计算机技术来生成和运用各种数字信息和图形信息,辅助进行修复体的设计。主要依托庞大的天然牙形态数据库,通过专业计算机设计软件,对临床采集数据进行分析处理,快速设计成数字化模拟修复体模型。CAM 是指采用计算机来控制数字化的加工设备,进行自动加工成型,获得修复体。基于 CAD/CAM 技术的数字化修复已成为口腔修复学的重要发展方向之一。

CAD/CAM 修复技术是将光电子技术、计算机微信息处理技术及数控机械加工技术集成于一体的口腔修复技术。修复体只需要经过光学取像、计算机设计、数控车床研磨切割即可制作完成,进行口内试戴。不仅简化多道传统手工制作过程,而且提高了修复体的制作效率、精密度和质量。

经过多年的发展,CAD/CAM 修复系统一般包括:扫描单元(数据获取装置)、修复体设计部分(CAD)、修复体制作部分(CAM)、烧结炉等。体现出数字化、自动化、精准化及可重复性的特点。

# 第一节　CAD/CAM 美学修复材料

牙科陶瓷(dental ceramics)在牙科修复中有特殊地位,它应用于美学区域能产生美观、透明、有活力的效果,是重要的永久修复材料之一。目前应用于美学修复的材料主要有以下几类:

## 一、氧化硅基陶瓷

氧化硅陶瓷因含有的玻璃基质可被氢氟酸酸蚀,也称可酸蚀陶瓷。材料特点:与牙釉质相似的磨损特性、透明度高、美观性好。代表性的材料包括长石质陶瓷、白榴石晶体增强玻璃陶瓷和二硅酸锂玻璃陶瓷。适用于牙体缺损、前牙间隙、小牙畸形等制作贴面、嵌体或冠。

## 二、多晶氧化物陶瓷

多晶氧化物陶瓷因不含玻璃成分或不以玻璃成分为主且不能被氢氟酸酸蚀,被称为不可酸蚀陶瓷。材料特点:较高的承载力、理想的边缘稳定性,美学效果好以及打磨抛光工艺简单。代表性的材料包括致密烧结纯氧化铝陶瓷以及致密烧结钇稳定二氧化锆多晶陶瓷。适用于制作嵌体、高嵌体、部分冠、冠、前牙锆瓷桥和后牙锆瓷桥或全锆冠桥。

## 三、混合陶瓷

1. 树脂复合陶瓷　它具有硅酸盐陶瓷美学和生物相容性的特点,同时还结合了树脂材料的弹性性质,是一种基于陶瓷 - 聚合物双重网络结构的新型材料。材料特点:具有很好的弹性;改善了纯陶瓷材料的脆性,同时具有比传统树脂材料更优异的摩擦磨损性能;与天然牙相似的咬合感觉;与传统陶瓷相比,切削速度更快,同时具有更好的边缘完整性。适合制作微创贴面、嵌体、高嵌体和前牙冠修复体。

2. 纳米复合材料　纳米复合材料又称纳米陶瓷。这种材料中除了含有硅酸盐填料(粒径 20nm），还有在聚合物基质中的二氧化锆微粒（4～11nm）。材料特点：出色的美学效果；高效切削；对天然牙的磨耗低。适合制作嵌体、高嵌体、种植体支持的冠。

### 四、PMMA 树脂和蜡型材料

齿科 CAD/CAM 系统专用树脂盘、蜡型盘材料，具有多种颜色、尺寸规格可选择。适合制作临时冠桥、诊断蜡型等。

## 第二节　CAD/CAM 美学设计

CAD/CAM 设计软件能提供口内彩色扫描、CAD 建模、订单管理、医技沟通等数字化制作内容，形成了包括美学分析、美学设计、美学复制、美学再现等较为全面、专业的解决方案。

### 一、美学分析

医师提供完整的口内情况并生成准确的三维数字模型或技工所使用三维扫描获取数字化三维研究模型，通过专用美学软件叠加患者的面部图像进行数字化分析并制订治疗计划。同时，软件中的仿真设计工具可以分析完整的牙齿表面形态、唇齿牙龈关系、面相协调关系，并结合二维面部图像进行虚拟备牙，生成设计前后个性化的修复体，供医师、患者选择或参考。

### 二、美学设计

根据美学分析结果和制订的治疗计划，设计软件可以高效且半自动地分隔在三维扫描件中捕获的所有牙齿和牙龈，完成一整套修复体（嵌体、高嵌体、贴面、局部牙冠／全牙冠、解剖结构的牙冠）的设计重构。并根据设计结果，采用计算机辅助加工设备完成修复体、临时冠、诊断蜡型的实体制作。

### 三、美学复制

通过创建全解剖修复体，使其完全复制扫描件中天然牙齿或功能形态良好的临时冠，或从 CAD 设计中复制解剖结构现状，同时缩放和旋转同名牙齿，以保持协调对称。

### 四、美学再现

应用软件的对齐并重新使用技术，可将虚拟诊断设计直接重新用于设计最终美学修复体，再现美学分析中虚拟的个性化视图。这种独特技术较为快捷，省去了手工制作、转移和复制诊断蜡型的烦琐过程。

## 第三节　CAD/CAM 美学技术

### 一、虚拟回切技术

该技术通过先设计全解剖修复体再对其进行定量"虚拟回切"获得基底冠，为外部饰面瓷预留均匀的修复空间。"虚拟回切"时需要避免饰面瓷层过厚、过薄以及由于基底冠厚度不均匀导致的饰面瓷应力集中。采用这种技术可以将饰面瓷崩裂的风险降低并提高修复体的美观性。

## 二、叠成冠技术

该技术是关于计算机辅助制作全解剖结构全瓷冠桥的创新技术，推荐用于后牙修复。其主要特点是通过计算机软件自动设计一个解剖结构的修复体，该修复体与常规的牙冠和桥体结构一样，具有完全的全解剖形态。在此基础上，计算机程序将全解剖形态自动分出制作支撑内冠和表层外冠所需的两组数据。修复体的支撑内冠主要由二氧化锆等高强度材料切削而成，表层外冠可由压铸或切削玻璃陶瓷制成。支撑内冠和表层外冠成型后，首先在支撑内冠的粘接表面进行喷砂，然后进行氢氟酸酸蚀和硅烷化处理，最后用粘接剂将支撑内冠和表层外冠粘接成一体。该技术能获得类似天然牙结构的仿真修复体，且比单一全瓷修复体的颜色更自然、逼真。

## 三、多层色技术

该技术突破了传统瓷块的白色或单一颜色，增加了修复体的美学效果。以可切削玻璃陶瓷块为例，三层色瓷块由牙颈部和牙本质及牙釉质三层结构组成，将牙齿层次清晰地呈现出来，从而快速、准确地获得高品质的美学修复体，实现了自然色彩层次从颈部到切端的过渡。此外，目前还出现了彩色复合层二氧化锆瓷块，它经计算机辅助加工后获得的修复体与三层色玻璃陶瓷一样富有色彩层次，不需要特殊处理就能获得较好的美学效果。

## 四、虚拟镜像技术

虚拟镜像技术可以在已完成设计的牙齿上应用虚拟镜像功能，建立具有完美对称性和仿真性的牙齿修复体。计算机软件可支持两种类型的虚拟镜像：一种是复制扫描件中天然牙齿或功能形态良好的临时冠，另一种是从CAD设计中复制修复体的解剖形态。虚拟镜像技术只需选中并双击复制的牙位，即可使目标区域获得与选定区域牙位形态一致的解剖型设计。

## 五、虚拟诊断和再现技术

该技术从取模、备牙、设计、制造完全实现了数字化虚拟仿真制作，省去了手工蜡型设计及复制的烦琐过程，且医师和技师能够轻松实现诊断蜡型中的规划设计。

第一步：口腔医师获取未制备牙体的数字化图像（也可技师直接扫描模型）并导入设计软件。

第二步：技师应用设计软件虚拟边缘线、虚拟牙龈、虚拟预备牙体和解剖形态。然后结合患者二维面部图像制作出美观的虚拟诊断蜡型。

第三步：将虚拟诊断蜡型设计前后的个性化视图发送给医师和患者预览，医师、患者与技师对虚拟诊断蜡型的设计可以进行实时沟通并修改，最终获得满意的虚拟诊断蜡型。

第四步：根据需要切削或打印实体诊断蜡型或树脂诊断模型及备牙导板给医师。

第五步：医师根据备牙导板制备基牙并取模。

第六步：应用设计软件的对齐并重新使用技术，可将原虚拟诊断蜡型设计直接重新用于最终美学修复体的设计。

## 第四节 CAD/CAM 嵌体、高嵌体、贴面及全冠

目前的软件设计技术能将自动和自由形态变形技术相结合，可根据医师提供的 2D 微笑图像设计出美观且正确补偿的嵌体、高嵌体、贴面、全冠。经优化的新算法可自动对嵌体、高嵌体、贴面、全冠表面进行塑形以适应剩余牙体部分，自动边缘检测功能可以提高边缘精确度，获得具有高度美观效果的嵌体、高嵌体、贴面及全冠。

### 一、CAD/CAM 嵌体和高嵌体

临床上，对于缺损范围比较小的患牙，通常采用直接充填技术进行修复。对于缺损范围较大的患牙，则建议采用间接修复方式进行修复。

椅旁 CAD/CAM 修复系统很好地解决了常规修复周期长的缺点，修复体的制作步骤也更加简单，很大地促进了牙体缺损间接修复方式的临床应用。

椅旁 CAD/CAM 系统可在患者一次就诊内完成嵌体、高嵌体等修复，不需要考虑诊间暂封固位等问题，同时也激发了口腔医师采用更多保存牙体的修复方式以修复牙体缺损，使微创的理念得到了更好的体现。牙体缺损范围的大小是决定采用嵌体、高嵌体或者全冠修复的主要依据。当去除的牙体组织宽度小于颊舌牙尖间距离的 1/3 时，良好的复合树脂直接充填是最恰当的选择；当缺损的宽度为颊舌牙尖间距离的 1/3～1/2 时，复合树脂的直接充填也可以满足需要，但采用嵌体修复可获得更加长久、可靠的效果；当缺损的宽度超过颊舌牙尖间距离的 1/2 时，使用高嵌体比嵌体更加适合。缺损的范围越大，高嵌体则比嵌体获得更好的远期效果。

除了缺损范围外，其他一些因素也影响着修复方式的选择。当牙体组织结构上有微裂时，特别是牙尖有水平方向的微裂时，最好将这个牙尖去掉，采用高嵌体的方式来修复。这种缺乏牙本质支持的牙尖，几乎只剩牙釉质，即常说的悬空釉柱，应磨除牙尖并用高嵌体将它覆盖。

咬合力量大也是需要考虑的因素，对于有磨牙症、紧咬牙习惯或可疑牙尖存在时，应当考虑使用高嵌体或者全冠来进行修复。变色的牙齿或牙尖，如果在美学暴露区，出于美学考虑，应设计含有贴面结构的修复体进行修复。

对具有咀嚼坚硬食物习惯的患者，如果在修复时有强度可疑的牙尖或牙齿组织结构，应考虑将它去除，采用高嵌体或全冠来修复，靠修复材料的高强度来替代薄弱的牙尖或牙齿结构。

另外，有时牙齿的临床牙冠高度较短，即𬌗龈距较低，不能满足全冠的固位要求，则可采用髓腔固位的高嵌体或嵌体冠来修复。

#### （一）嵌体与高嵌体的适应证

（1）各种牙体缺损以及涉及牙尖、边缘嵴、邻面以及需要重新建立咬合关系的患牙。

（2）因为牙体缺损导致邻接关系不良、食物嵌塞的，需要嵌体修复来重建邻接关系的患牙。

（3）修复体附着区的基牙以及需要恢复牙冠高度的患牙。

（4）需要以嵌体作为单独固位体及辅助固位体的修复方式。

## （二）嵌体与高嵌体的禁忌证

牙体缺损的嵌体修复没有绝对的禁忌证，但须注意青少年的恒牙和儿童的乳牙，因其髓角位置，在进行嵌体修复时，要尽量避免损伤牙髓。

下列情况应慎用嵌体修复：

（1）牙面缺损范围小且表浅，前牙邻、唇面缺损未涉及切角者。

（2）牙体缺损范围大，残留牙体组织抗力形差，固位不良者。

（3）对于美观及长期效果要求高的年轻患者或心理素质不佳的患者。

（4）前牙缺损者。

全身状况不适宜做口腔治疗的患者禁止该操作。

## （三）CAD/CAM嵌体修复的优点

1. 对于咽反射严重及印模材料过敏的患者，椅旁CAD/CAM在临床中的应用使患者的诊疗过程更加舒适。口内扫描可有效避免传统印模制取过程中咽反射敏感患者的不适，有效提高患者舒适度和诊疗安全性。其方便、快捷、实时、灵活的特点，在个体诊断、个体治疗方面具有明显的优势。

2. 数字化的数据采集使得取模数据可与义齿制作中心的技术人员进行实时的交流，给予患者更合理和美观的修复方式。它打破了过去口内取模、灌模、刻蜡、烧结等传统义齿制作程序，当医师将患者牙齿预备后，即可以3D成像、计算机设计、研磨机自动研磨，减少患者就诊时间。

3. 所用瓷块近似天然牙，颜色自然美观，也可染色、上釉烧结。全瓷修复体不含金属，对人体无害，更加安全可靠。

4. 髓腔固位冠的修复固位原理包括深在髓腔的较大固位形和强大的临床粘接力量。与常规全冠相比，扩大了修复体与牙体之间的接触摩擦面积，并通过临床粘接，形成了修复体-粘接剂-牙本质的复合体，增加了冠的抗水平移动及抗冠向脱位的力量。根管内没有桩核系统，即没有切削根管壁牙体组织，从而增强了牙体组织的抗力性，也有效地恢复了牙齿的生理解剖外形，达到美观的要求。

根管治疗后影响患牙强度的主要因素是剩余牙体组织量。以往根管治疗后牙齿修复主要以全冠修复为主，但其牙体预备量较多，预备后牙体结构丧失较多。与全冠修复相比较，高嵌体及嵌体冠的牙体预备量较少，既保留了更多的牙体组织，还更好地维护了牙周组织的健康，而且在颈部应力方面与全冠相差无几。

## （四）椅旁CAD/CAM嵌体预备要求

嵌体由于不能保护剩余牙体组织，一般建议用于活髓牙的修复。椅旁CAD/CAM全瓷嵌体预备的总体要求包括：

（1）𬌗面洞缘线清晰、圆钝。

（2）洞缘线角清晰明确。

（3）修复体和预备体端端对接。

（4）单侧轴壁外展6°～10°。

（5）咬合面厚度至少1mm，如果存在鸠尾则宽度至少1.5mm。

### （五）椅旁 CAD/CAM 高嵌体预备要求

高嵌体相对于嵌体的主要区别是对覆盖牙尖的保护作用，所以多用于修复薄壁弱尖降低后的活髓牙或者死髓牙。如果修复死髓牙，传统上建议覆盖整个咬合面。高嵌体预备的主要要求是保证内线角圆钝，且保证未覆盖的牙尖轴壁的厚度和高度比不小于 1:2，预备量要求和嵌体一致，即咬合面 1mm。

## 二、CAD/CAM 贴面修复

贴面修复是采用粘接技术，对牙体表面缺损、着色、变色和畸形等，在保存活髓，少磨牙或不磨牙的情况下，用美学修复材料直接或间接粘接覆盖，以恢复牙体的正常形态和色泽的一种修复方法。目前 CAD/CAM 贴面，尤其是椅旁 CAD/CAM 贴面所采用的材料大多数为全瓷材料，或含有瓷的成分的复合材料。全瓷贴面具有磨牙量少、术后敏感度低、具有良好透光性和遮光性等优点。

当然，由于修复体的颜色、质感等局限性，此时的美学效果与真实效果间还是有比较大的差异。修复体模型可在面部模型限定的三维立体空间内进行调整，并且能够明确检查牙齿的三维位置。在与患者沟通的过程中，可根据需要调整牙齿与口唇的位置关系；也可旋转面部照片，观察牙齿与口唇的侧貌位置关系。

需要或要求进行贴面修复的患者的主诉问题往往是牙体颜色、形态、位置等异常影响美观，这涉及前牙区的美学修复。关于"美"虽然现在有一定的评判标准如"三庭五眼"、"黄金分割"，但是个体的判断标准不一样且实用性也有待商榷。因此以患者主诉问题为导向，以现有的口腔材料及技术为手段，同时关注患者心理、期望、经济承受力等因素，为患者量身打造的个性化的诊疗计划是非常有必要的。将 2D 的面部照片和 3D 的口内设计结合起来，能够起到和患者进行美学设计沟通的目的，并且可根据患者的反馈，随时进行方案的调整与及时的修正，并以三维的方式来审视和评估设计方案。所有的细节与整体的关系确定后，确定修复体的最终设计。

将切削出来的修复体进行回切，进行内部形态的精细雕塑，同时通过内插色、外染色等瓷层结构获得更丰富准确的颜色效果，可使修复体自然地融入天然牙列之中。

随着粘接技术的不断进步及美学修复材料的更新，传统修复理念中修复体具备良好的机械固位力的要求也逐渐被可靠的粘接力所替代。在具备良好粘接力的条件下，全瓷冠这种牙体预备量更大的修复方式不应成为首选修复方式，而应首先考虑选用粘接性的微创修复方式。瓷贴面修复牙体预备要求大部分是在牙釉质层内，因此，可以很大程度保留牙齿自身的结构。CAD/CAM 切削的玻璃陶瓷贴面，只需要通过正确的比色，选用合适的瓷块切削完成以后，经过抛光打磨或少许染色上釉即可完成，非常适合椅旁即刻完成修复。

### （一）CAD/CAM 贴面修复的适应证

临床上常见以下几种情形时，应首先考虑创伤更小的瓷贴面修复方式，而不应考虑牙体预备量更大、创伤更大的全瓷冠修复形式。

1. 因外伤而导致牙体缺损较大的前牙　传统的修复方式更多的是选用全冠。随着粘接技术的发展，如果保留有足够的健康牙釉质，应首选树脂直接粘接或瓷贴面间接粘接修复。最大程度保留剩余牙体组织，减小牙体伤害，实现微创理念。

2. 牙体缺损　牙面小缺损、前牙切角缺损、大面积浅表缺损、颈部楔状缺损牙，去净腐质后用树脂充填，消除窝洞倒凹后可采用瓷贴面修复。治疗过程的关键是修复体的边缘终止线应建立在健康的牙釉质上，确保良好的边缘封闭，防止微渗漏。

3. 排列整齐、形态良好的染色牙和变色牙　四环素牙、氟斑牙、死髓变色牙、牙釉质发育不良等牙需要改善美观时，应让患者充分了解各种治疗方式所带来的牙体创伤大小，以及日后使用方面应注意的问题。原则上首选漂白治疗或者是少量牙体预备的瓷贴面修复。

4. 早期已做过树脂贴面的前牙　由于着色或边缘处理不当，产生龋坏而需要重新修复时，去除旧树脂及龋损后，应尽量保留正常的牙釉质，可采取牙体预备量较小的瓷贴面再次进行修复。

5. 前牙拥挤、基础颜色良好，需要改善美观者　应尽可能采取正畸治疗解决问题。如果患者不接受正畸治疗，或者前牙由于拥挤而自洁性较差、伴有邻面的龋坏时，可通过研究模型进行美学分析与设计，尽可能采取牙体预备量相对较小的瓷贴面修复。轻度的舌侧错位牙、扭转牙，牙间隙增大，轻度的中线偏移也是贴面的适应证。

### （二）贴面的临床注意事项

上颌前牙严重的唇向错位、严重的舌向错位、上颌前突、牙唇面严重磨损无修复间隙、反𬌗、牙间隙过大、中线过度偏移、牙列拥挤排列不齐，一般不宜选用贴面修复。因磨耗而变短的牙，只有当垂直距离重新恢复后，方可用贴面恢复牙冠的长度，但应该严格控制适应证。椅旁 CAD/CAM 修复材料具有高通透性、高粘接性以及与天然牙接近的弹性模量等特点，对于中重度变色牙、紧咬牙及夜磨牙患者，需谨慎选择适应证。不同的椅旁 CAD/CAM 修复材料的强度有所差异，面对高生物力学风险的病例，优先选择高强度的材料。

牙釉质粘接是贴面粘接修复成功的关键，牙本质的粘接强度和耐久性都比不上牙釉质的酸蚀粘接，特别是当修复体在咬合力的作用时。树脂类水门汀在牙釉质表面可以保持几年的强度，而在压力的作用下牙本质上粘接材料的强度随着时间而减弱。牙本质暴露少的牙齿贴面修复的粘接力可以保证固位，牙体预备后牙本质暴露过多的情况不应选择贴面修复，全瓷冠或金属烤瓷冠具有更好的耐久性和长久的可预期性。贴面修复中为保存牙釉质，贴面的厚度一般小于 1mm，而全瓷冠的厚度一般大于 1mm。下颌前牙因为牙齿形态较小、牙釉质较薄，下颌前牙的贴面修复要难于上颌前牙。

### （三）各类贴面的选择

制订治疗计划采用瓷贴面修复时，需要选择常规瓷贴面修复还是微创、无预备瓷贴面修复，也就是思考是否需要牙体预备、如何进行牙体预备的问题。

牙体预备的目的是为修复体创造修复空间，同时使修复体具备良好的固位，修复体和预备体均具有良好的抗力。对于瓷贴面这种粘接性修复而言，基本上无需考虑机械固位因素。在健康的牙釉质上做好粘接，防止微渗漏是临床操作的关键。因此是否需要创造修复空间，就成了选择常规瓷贴面还是微创、无预备瓷贴面的核心问题。常规瓷贴面修复牙体预备的经典方式有开窗式、对接式、包绕式三种方式。它们都需要对牙釉质层进行适当的磨除及修改。而微创、无预备瓷贴面修复则是按照美学修复设计要求，通过诊断饰面预先评估美学效果，若有足够修复空间就不需要进行牙体预备或仅仅是进行微量预备即可，最大程度保留健康牙体组织以实现微创修复理念。

现代美学修复越来越强调微创及治疗过程的舒适性，因此，美学修复前应进行尽量精确的美学设计，根据诊断蜡型制作硅橡胶导板，口内完成。这种诊断饰面不仅可以直观表达诊断设计的实际美学效果,还可以指导最终的牙体预备。这样的操作方式既可以保证实现修复设计目标,也能最大程度实现微创治疗。

对于牙齿排列不整齐且伴有颜色不佳的患者,理想的治疗方案是首先通过正畸治疗改善牙齿的排列,再进行美学修复。在改变牙齿排列的基础上,减小了对牙体预备的空间需求。通过微创瓷贴面修复来改善牙齿颜色的问题,最终实现微创美学修复。

对于牙齿排列轻微不齐、不愿接受正畸治疗的患者,如果希望改善牙齿的排列,同时也希望进一步改善牙齿颜色,可通过术前美学设计与分析,在硅橡胶导板的指导下进行尽量微创的瓷贴面修复。

关闭前牙黑三角是临床上经常面临的问题。特别是进行过减数拔牙的正畸患者,在改善牙齿排列不齐的问题后,经常由于牙齿颜色不佳和前牙区存在黑三角而要求进一步改善美观。此时若选择瓷贴面修复,应仔细分析和研究未来修复体瓷贴面的就位道方向问题。由于上、下颌前牙均为切端宽、颈部窄的倒凹外形,瓷贴面的就位可不同于全冠的𬌗龈方向,可设计为采用唇舌方向的水平就位或从切端唇侧倾斜角度就位。如果患者希望通过瓷贴面关闭前牙三角间隙的同时,尽量少磨除天然牙,应设计严格水平就位的贴面修复体。仔细从唇面观察预备体,必要时车针方向应调整为垂直唇面的角度,去除影响修复体从唇侧就位的牙体组织,但又不能将预备范围延伸至偏舌腭侧的区域,避免形成新的倒凹。对于能否采用微创或者无预备瓷贴面修复,关键在于是否需要创造修复空间以及未来修复体能否顺利就位这两个因素。

### (四)传统烤瓷贴面与CAD/CAM瓷贴面的对比

传统烤瓷贴面和CAD/CAM瓷贴面是两种不同的加工方式,加工的材料从本质上说都是玻璃陶瓷,但加工方式不一样,传统烤瓷贴面采用玻璃陶瓷瓷粉烧制而成,而CAD/CAM瓷贴面是采用预成的玻璃陶瓷瓷块或锂基玻璃陶瓷瓷块切削而成。由于是机械加工切削瓷块而成,因此CAD/CAM修复体必须有一定的厚度。一般来说,CAD/CAM切削出来的玻璃陶瓷修复体最好能保证最薄处在0.5mm以上,再经过打磨抛光可控制在0.3mm左右。而传统的烤瓷贴面则可制作得更薄,透明度更好,也更适用于制作超薄或者无预备贴面修复体,应用于无需明显改色的临床病例。

对于牙的基础颜色良好、排列较整齐,仅仅需要调整微观细节或进一步改善颜色的患者,美学设计及分析后,如果可以选择微创超薄贴面或者无预备瓷贴面修复,最佳选择是传统的烤瓷贴面。烤瓷贴面有利于控制修复体的厚度,可制作非常菲薄的边缘,利于修复体制作龈上边缘,或者是避开牙体外形高点区域,制作成部分贴面。粘接时应配合流动性非常好的瓷贴面树脂粘接剂粘接,一方面可防止修复体在粘接过程中的破裂,另一方面也利于粘接后修复体边缘的移行与抛光。传统的烤瓷贴面粘接后经过良好抛光可取得理想的美学效果。

对于牙的基础颜色不太好、改善颜色需求较强烈的患者,即使选择微创或无预备瓷贴面修复,修复体也需要有较强的遮色能力才能保证良好的美学效果。此时可选用CAD/CAM瓷贴面。当然,如果采用增加遮色层的烤瓷贴面进行修复也是一种选择。

### (五)椅旁CAD/CAM前牙瓷贴面的制作流程

1. 预备原则 CAD/CAM前牙瓷贴面预备要均匀、适量,无倒凹,预备后的基牙应该圆滑,无尖锐的线角;修复体边缘连接处要光滑连续完整且要清楚(无斜面过渡);牙龈边缘的设计是尽量处于牙釉质内、圆凹型的无角肩台；在保证足够的修复空间的条件下尽量减少牙体预备，保留足够的牙釉质提供有效的粘接。

2. 排龈 排龈目的是创造牙龈与肩台的间隙，从而获得准确的印模，基牙预备过程中保护牙龈组织。

排龈时机的选择：龈上边缘不排龈；齐龈边缘备牙时无需排龈，取印模时排龈将齐龈边缘变为龈上边缘；浅龈下边缘，预备中排龈保护牙龈，预备后通常不需要；较深牙龈边缘，备牙中排龈保护牙龈，备牙后可放入第二条排龈线，印模后取出。为防止牙龈退缩，避免长时间带线，排龈时间控制在 30 分钟内。如应用椅旁扫描技术，一般推荐设计龈上边缘或排龈后将龈边缘暴露出来。

3. 比色及光学取模 根据选择的材料选择相应的比色板，进行修复后效果（牙齿正常牙釉质）比色及牙本质比色。为了工作室上色方便，还可以数码拍照比色。

光学印模与常规印模的目标都是获得清晰的预备体、邻牙及对颌牙的解剖形态，技术要点稍有不同。

口内扫描有相应的技术规范，扫描前准备：吹干牙面上的唾液，关闭治疗椅灯光，扫描仪器准备；扫描时，应牵拉软组织，避免软组织图像与牙面重叠，支点稳定，遵循一定的牙位顺序（轴面—颊侧—舌侧）、角度及速度，从而获得完整而清晰的牙齿和牙龈表面数据。

4. 设计和切削 口内扫描并检测无误后，进行下一步修复体设计，主要过程包括：勾画边缘线后软件自动生成冠修复体，或者利用 3dMD 与口内扫描数据整合进行贴面的设计和调整；检查咬合接触松紧及修复空间，形态调整；检查邻面接触并调整接触点的位置与形态；设置铸道位置，完成修复体的设计；最后启动切削仪切削。

5. 试戴及粘接 椅旁 CAD/CAM 修复材料中许多瓷块在研磨时是预烧结状态，研磨出来后，可在患者口内试戴。

## 三、CAD/CAM 全冠修复

CAD/CAM 无法完成具有过锐的边缘和内线角的修复体，全冠基牙预备需要注意以下原则：

（1）简洁的预备体外形。

（2）光滑、明确的边缘线。

（3）窝洞轴壁适当外展。

（4）适当的聚合度。

（5）圆钝的内线角。

（6）适宜的修复体空间。

## 第五节 修复体切削后处理

目前，椅旁数字化设备加工完的修复体尚需经过一定的处理，才能满足临床对修复体的最终要求。修复体切削后处理的主要内容包括：修整修复体外形、试戴、抛光、烧结、上釉、外染色、堆塑饰面瓷等。具体操作步骤的选择与顺序依材料不同会有所不同。

## 一、修复体外形修整

根据设备与修复体类型的不同，切削完成的修复体会有一个至数个连接至原瓷块的支撑体，需设备自动或手工离断修复体和瓷块的连接。断口一般较为锋利，在放入患者口内试戴前一般需手工磨除修复体上的支撑体残端，以免划伤患者的软组织。在手工磨除支撑体残端后，对修复体的轮廓、形态等可以进行必要的修整，一般按照先整体、后局部，先使用较粗颗粒车针、后使用较细颗粒车针，先使用硬度较高车针、后使用较软车针的顺序进行调整。

## 二、试戴

去除支撑体后的修复体，除二氧化锆材质外，均可试戴检查。以下的论述如无特殊说明，均基于玻璃陶瓷类修复体。

试戴的目的包括检查就位是否完全、邻接关系的松紧程度、边缘密合程度以及外形等，以便酌情调整或返工。一般椅旁数字化设备加工的修复体就位均比较顺利，一旦出现就位障碍时，常规需要检查修复体邻接与组织面，可配合颜色指示剂确定去除影响就位的点。

对于邻接关系的检查，要考虑到后续处理措施可能的影响，以便预留余量。比如预计修复体需要上釉，邻接关系要增加数十微米的釉液厚度，试戴时的邻接不要过紧。如果预计修复体抛光后不上釉，邻接区将要再损失一定厚度的材料，试戴时的邻接就要紧一些，以免抛光后邻接过松。对于相对不耐磨的材料，比如树脂类的材料，这个余量要留的更大一些。

试戴时咬合关系的检查要慎重，一般建议瓷材料粘接前避免患者咬合，以免修复体崩瓷或折裂。在实际临床工作中，为了避免最终修复体粘接后出现咬合过低或者过高等情况，也可以进行咬合关系的检查。此时要嘱患者轻咬，或者用其他方法缓冲殆力。一般来说，对于咬合区较厚的嵌体、高嵌体、髓室固位冠等，瓷层厚度较厚，慎重的咬合检查是安全的。

## 三、表面修饰

完成上述步骤后，可对修复体的外形做进一步的调整、完善、移行调改，也可进一步增加沟、嵴等细节。至此，修复体的轮廓、形态等已基本达到临床要求，但是有些陶瓷材料需要烧结，表面的光洁度与牙色等也需要进一步处理。

根据临床的具体情况，一般选择抛光或上釉来提高表面的光洁度。在上釉的基础上选择外染色来改变修复体的颜色，切端或者唇面饰面瓷来优化修复体的切端透明度等提高整体质感。烧结、抛光、上釉、外染色与饰面瓷五种手段应用各有考虑。

### （一）烧结

有一些椅旁修复材料是完全的结晶状态，切削后无需结晶即可应用；也有一些椅旁修复材料是在半结晶状态下进行切削研磨，切削完成后需要再次烧结；还有一些椅旁修复材料可以进行选择性烧结，即当修复体需要非常好的强度时，进行烧结，如果修复体的结构无需很大强度，则可以不必再次烧结处理。

### （二）抛光

可切削陶瓷通常是具有良好抛光性能的材料，并且在一定范围内，修复体表面越光滑，表现出的机械强度就越高。

由于可切削瓷块本身是有颜色的，可通过比色板比色，选择和邻牙颜色均匀且没有太大特征色的患者,正确的比色以及抛光的方法能获得很好的美学效果,并且抛光的方法不需要特殊的设备,简单易行,对于椅旁一次诊治非常适合。

所有的抛光材料均提供了颗粒由粗到细的抛光车针,在使用时也要遵从由粗到细的顺序使用。

抛光的力度要适中,适当的加压可提高抛光效率,但也要避免过大的力度,以免过热或者折断修复体,有些是在修复体边缘及其他薄弱处。对于树脂类及混合陶瓷材料,过大的力度会造成过大的体积损失,甚至可能会造成形态的意外改变。

### (三)上釉

上釉是另一种使可切削陶瓷修复体表面光滑的方法,通过在修复体表面涂釉液并烧结后获得光滑的表面。

就美观性而言,上釉和理想抛光后的修复体美学效果没有太大区别。在临床工作中,选择抛光还是上釉,主要是根据颜色的匹配要求,上釉一般与其后的外染色程序结合使用。如果不需要外染色,直接选择抛光处理即可。当然,有时也可以通过上釉小幅调整邻接的紧密程度。

### (四)外染色

为获得更佳的美学效果,通过对一些特征性解剖部位的外染色或修色,可使修复体呈现天然牙的颜色层次和立体感。

对于瓷块和天然牙颜色不能完全匹配或者天然牙表面有特征色的患者,更加需要对修复体进行颜色外染等后期的美学处理。如在窝沟和牙颈部染上少量的棕褐色来增加颜色的梯度;在边缘嵴和牙尖的地方染上白色强化高光区效果;或者模拟唇颊面白垩条纹等特征色。

修复体通过外染色能获得更丰富的颜色表达,但过程更复杂,如果颜色调整需要多次的高温烧结,可能会对修复体的半透明性和强度造成不利影响。

如果是含有树脂成分的可切削材料则不能烧结,可通过光固化染色剂来进行外染色修饰。

### (五)切端或唇面饰面瓷

可切削陶瓷作为单层的修复材料,难以兼顾多种透明度等质感。尤其对切端透明性较高的前牙进行修复时,为了获得更逼真的切端透明效果,可将切削后修复体的切端1/3,甚至整个唇面回切后加饰面瓷处理,可以更好地模拟天然牙的半通透性。

切端或唇面饰面瓷可使修复体更加美观和个性化,但回切会降低切削陶瓷瓷层厚度,影响修复体强度,因而主要应用于切端较厚的前牙全冠修复,并需注意咬合调整。在咬合力较大的位置需要慎用。

相对于抛光而言,外染色和切端回切能模拟更复杂的美学效果,但工艺相对较复杂,需要专业技术人员配合和额外的加工设备。具体步骤如下:

(1)形成切端指状突:可在修复体数字化设计时,直接调整成前牙切端指状突的外形,也可以切削后手工打磨回切。

(2)切端加瓷:使用匹配的饰面瓷,粉、液调和后,分层堆塑,烧结。

(3)修形:烧结后修整切牙唇面和切端形态,使之与邻牙形态协调。

(4)上釉、外染色修饰:对于颈部深染或者其他特征色的天然牙可进行适当染色,增加修复体的染色匹配度,上釉烧结完成。

综上所述,根据瓷材料与修复体类型的不同,上述的切削后处理步骤在临床工作中要灵活选择。比如选择长石质或白榴石增强型玻璃陶瓷指状后牙的嵌体，因为瓷块本身即呈现牙色，且有不同的颜色与通透度选择，临床选用匹配的瓷块切削后一般直接抛光完成即可，不必再经过复杂的烧结、上釉、外染色或饰面瓷等步骤。

细致的选择并完成必要的切削后处理步骤，可使修复体的外形与表面光泽度达到临床要求，颜色更加丰富，临床性能得到提升，为修复体更好地行使功能打下良好的基础。

# 第六节　修复体粘接

粘接是指两个同种或异种固体物质与介于两者表面的第三种物质作用而产生结合的现象。修复体粘接需同时关注粘接界面及粘接系统。临床中为了获得有效的粘接，必须要处理好粘接界面，并选择合适的粘接系统。

## 一、粘接界面

粘接界面包括牙齿硬组织表面——牙釉质和牙本质，还有修复体材料如全瓷、复合树脂等表面。在椅旁 CAD/CAM 修复中，比较常用的是玻璃陶瓷和混合物陶瓷等可切削材料。各种材料成分不同，决定了其表面性质有所不同，对粘接影响也较大。

## 二、粘接系统

粘接系统包括酸蚀剂、粘接剂和树脂水门汀（其他类型水门汀暂不列入讨论）。酸蚀剂和粘接剂用于处理牙齿、修复材料表面，为各个界面与后续树脂水门汀结合准备良好条件。最终使用树脂水门汀使牙体组织、粘接剂和修复体成为一体，形成牢固、紧密、稳定的结合。

粘接剂通常包括预处理剂（primer）和粘接树脂（bonding resin），也有些产品会将其结合成为一个组分。按去除玷污层的机制可分为酸蚀 - 冲洗型粘接剂和自酸蚀粘接剂。

树脂水门汀颜色的选择：树脂水门汀颜色对前牙贴面，或者厚度低于 1mm 的高半透玻璃陶瓷修复体材料修复体颜色有比较明显的影响，为了减少最终颜色的不确定性，可选用透明色的树脂水门汀进行粘接，或者采用与树脂水门汀对应的试色糊剂先行试色、选色。

　小　结

随着人们生活水平和美学意识的不断提高，口腔颌面修复体的制作要求也不断提高，既要兼顾实用要求，又要考虑艺术的审美需求，做到功能、形态和颜色的仿生与仿真，在色、形、质上达到最高的美学要求。随着计算机技术的发展，CAD/CAM 技术在义齿制作中的运用越来越广泛。这给义齿仿真制作带来了新的方法和手段，通过"模拟"和"预告"功能，以及形态百分百复制，使义齿制作变得更加方便、快捷和精确。基于 CAD/CAM 的应用，随着电子计算机技术、光学扫描技术以及材料学的不断发展，能够越来越多的满足不同的临床需求。熟悉各种材料特性以及不同修复体的适应范围，才能在临床工作中得心应手，以达到预期的美学效果。

（张保荣）

**思考题**

1. CAD/CAM 美学修复材料主要分为哪几类，其各自的特点有哪些？
2. 各种常见的不同修复方式的适应证及禁忌证。
3. 常见美学修复材料的特性。
4. 修复体切削后的处理流程。

# 第七章　牙周治疗技术在口腔医学美容中的应用

　**学习目标**

**口腔医学专业：**

1. 掌握：与牙周美学相关的正常软硬组织结构；牙周治疗后的修复时机及修复治疗中维护牙周健康的原则。

2. 熟悉：牙龈切除成形术和冠延长术的适应证、术式选择；系带成形术的手术方法。

3. 了解：牙龈退缩的手术适应证、术式选择；牙槽嵴增高术适应证和术式选择。

**口腔医学技术专业：**

1. 掌握：与牙周美学相关的正常软硬组织结构。

2. 熟悉：牙周治疗后的修复时机及修复治疗中维护牙周健康的原则。

3. 了解：牙龈切除成形术、冠延长术、牙龈退缩的手术及系带成形术的适应证。

## 第一节　与牙周美学相关的正常软硬组织结构

在粉白美学中，粉色美学（pink esthetics）即是指牙齿周围软组织，包括牙间乳头和牙龈的美学。它们的美学效果可能增强或者降低白色美学的效果。粉色美学也可以说是牙周组织美学。牙周组织由牙龈、牙周膜、牙槽骨和牙骨质组成。牙周组织美学的主要体现是解剖形态上正常的牙间乳头和健康的牙龈，以及它们与天然牙列、红唇的和谐关系。除了牙龈之外，牙周膜、牙槽骨和牙骨质的健康以及牙槽骨的正常高度也是牙周组织美学的基础。

### 一、健康牙龈的表面特征

牙龈（gingiva）由游离龈、附着龈和龈乳头三部分组成。健康牙龈一般呈质地坚韧的粉红色，其冠方为薄如刀削的游离龈缘，其根方止于连续的松软、深红色的牙槽黏膜（图7-1）。

### （一）游离龈

游离龈（free gingiva）又称边缘龈（marginal gingiva），呈领圈状包绕牙颈部。正常呈粉红色，菲薄而紧贴牙面。游离龈与牙面之间形成的间隙称为龈沟（gingival sulcus）。临床上常用牙周探针来探查龈沟的深度，称为牙周探诊深度。正常龈沟的牙周探诊深度不超过3mm。

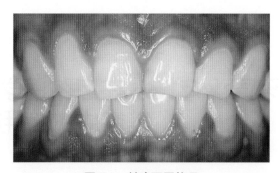

图 7-1　健康牙周状况

### （二）附着龈

附着龈（attached gingiva）与游离龈相连续，与骨面附着牢固，表面角化程度高，对局部刺激有较强的抵抗力，是维持牙周健康的重要组成部分。附着龈呈粉红色、坚韧、不能移动。少数正常人的附着龈有色素沉着，颜色较深，这多见于肤色黝黑者。40% 成人的附着龈表面有橘皮样的点状凹陷，称为点彩（stippling）。虽然点彩是健康牙龈的特征之一，但是，部分人的健康牙龈也可以没有点彩。附着龈的根方为牙槽黏膜，两者之间明显的界限被称为膜龈联合（mucogingival junction）。膜龈联合的位置在人的一生中基本是恒定的。牙槽黏膜颜色深红、移动度大。附着龈的宽度是指从膜龈联合至正常龈沟底的距离。正常附着龈的宽度因人、因位置而异，范围为 1～9mm。前牙唇侧最宽（上颌 3.5～4.5mm，下颌 3.3～3.9mm），后牙区较窄。由于颊系带的附着多位于第一前磨牙区，故该区的附着龈最窄（1.8～1.9mm），有人报告最小的正常值为 1mm。

### （三）龈乳头

龈乳头（gingival papilla）又称牙间乳头（interdental papilla），呈锥形充满相邻牙接触点（区）的根方的楔形间隙中。邻牙表面的外形、相邻牙之间楔形间隙的位置和外形，以及牙槽骨间隔的外形决定了龈乳头的形态。邻牙接触面越突、相邻牙间楔状间隙越大、牙间乳头近远中牙槽骨间隔的宽度越宽，牙间乳头近远中向就越宽。

## 二、牙槽骨

牙槽骨（alveolar bone）亦称为牙槽突（alveolar process），是上下颌骨包围和支持牙根的部分。牙槽骨的最冠方，即邻近牙颈部处称为牙槽嵴顶（alveolar bone crest）。牙槽嵴顶和釉牙骨质界的距离平均 1.08mm。一般认为此距离 <2mm 均为正常。正常情况下，牙槽嵴顶处有的存在硬骨板，有的硬骨板不明显；牙槽骨在失牙后逐渐吸收、消失。如果牙位置特别偏向颊侧或舌侧，则该侧的牙槽骨很薄甚至缺如，致使牙根面的一部分直接与骨膜和牙龈结缔组织相连，称为骨开窗；如果牙槽骨呈 V 形缺口直达牙槽嵴顶，则为骨开裂。骨开窗和骨开裂也可发生于牙周炎症破坏之后和受到不正当的正畸力之后。以上牙槽骨的形态改变都将造成牙龈外形的改变，影响粉色美学。

## 三、影响美学效果的牙周组织因素

### （一）牙周的健康状况

牙周组织的健康状态是牙周美学的基础，其内容包括正常颜色、形态和质地的牙龈，正常的牙槽骨高度及牙周附着。

牙周检查时可见牙龈粉红；龈缘菲薄紧贴牙面，呈刀削状，无增生肥大，无水肿；龈缘线呈扇贝形波纹连接；附着龈有一定宽度，因部位而不同，但大于1mm。牙周探诊龈沟深度小于3mm，且无探诊出血（图7-2）。

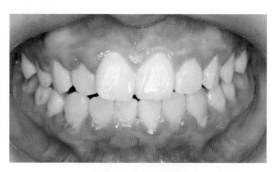

**图7-2 牙龈炎**

龈乳头红肿，边缘圆钝，色泽暗红

### （二）对称性和协调性

牙龈曲线的美学内容包括牙龈顶点的位置和龈缘连线的对称性和协调性。

1. 牙龈顶点的特点 每个牙的龈缘都呈弧线型，其最根方的点称为牙龈顶点（gingival zenith）。不同牙的牙龈顶点位置不同，具有美学协调性的牙龈顶点位置特点如下：

（1）近远中方向：以牙长轴为参考线，下颌切牙的牙龈顶点多位于牙长轴上；上颌中切牙和尖牙的牙龈顶点通常位于牙长轴偏远中位置，侧切牙的牙龈顶点位于牙长轴上。

（2）冠根方向：存在两种美观的牙龈高度。第一种，牙龈顶点不在同一水平，上颌中切牙和尖牙的牙龈顶点处于同一水平，侧切牙牙龈顶点位于尖牙与中切牙龈缘顶点连线（即牙龈平面）冠方1~2mm处，即侧切牙的牙龈顶点位置，与中切牙和尖牙相比，更近切缘方向。第二种，中切牙、侧切牙及尖牙的牙龈顶点都处于同一水平。

正常情况下，以上两种牙龈外形的任何一种都应该在中线两侧呈左右对称。两侧同名牙的牙龈顶点也应在同一水平线上。

2. 牙龈曲线的形态特点 牙龈平面应与上颌前牙切缘连线（切牙平面）、瞳孔连线、口角连线、下唇曲线相平行。如果不平行会影响美学平衡感和协调性。此外，上颌前牙龈缘曲线还应该与唇形动态协调。

牙龈曲线中，上颌中切牙龈缘连线也是个重要的参考线。根据微笑时上唇缘相对于上颌中切牙龈缘的位置，以及上颌中切牙临床牙冠和牙龈的显露情况将笑线分为三类：高位笑线、中位笑线及低位笑线。其中，高位笑线是指微笑时所有上颌中切牙临床牙冠和部分牙龈露出。中位笑线是指微笑时显露75%~100%的上颌中切牙临床牙冠。低位笑线是指微笑时暴露小于75%的上颌中切牙临床牙冠。露龈笑（gummy smile）具有高位笑线、短前牙、较宽牙龈组织暴露等三大特点。对于高位笑线的人群，临床上常常通过牙周手术和修复等方式，改变前牙龈缘连线的位置，从而从视觉上降低笑线。牙齿排列异常和牙龈异常增生或退缩则可能破坏龈缘曲线的一致性和对称性，造成视觉上的美学障碍，应进行相应的牙周治疗或修复治疗。

### （三）生物学宽度

龈沟底至牙槽嵴顶之间的距离称为生物学宽度（biological width）。它包括结合上皮的长度及结合上皮的根方和牙槽嵴顶之间的结缔组织的距离，共约 2mm（图 7-3）。当各种原因造成牙槽嵴顶高度改变时，结合上皮对根面的附着也随之迁移，沟底至牙槽嵴顶之间的生物学宽度保持不变。因此，临床上的修复治疗或是牙周手术都需考虑生物学宽度，若人为侵犯生物学宽度可能导致牙周组织炎症和破坏，影响粉白美学。

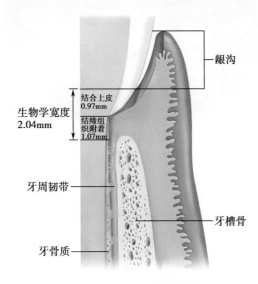

**图 7-3 生物学宽度**

从龈沟底至牙槽嵴顶之间的恒定距离，约 2mm

### （四）牙周生物型

牙周生物型［periodontal biotype，又称牙龈生物型（gingival biotype）］，是指牙周软组织及其牙槽骨组织的特征。1989 年，Seibert 和 Lindhe 根据牙龈的厚度、角化龈的宽度以及临床牙冠的长宽比例将牙周（龈）生物型分为两种基本类型，即厚牙周生物型（图 7-4）和薄牙周生物型（图 7-5）。薄牙周生物型的患者具有窄的上颌中切牙，邻面接触区小且靠近牙齿切端；厚牙周生物型的患者显示短而宽的中切牙，邻牙接触区相对大，并靠近根方。此外，厚牙周生物型者具有厚而平缓的骨组织结构、较厚的牙龈组织、短而宽的牙间乳头；相反，薄生物型者的牙间乳头较长，边缘呈圆齿状。上颌前牙美学区的牙周（龈）生物型与美学修

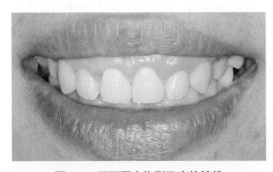

**图 7-4 厚牙周生物型及高位笑线**

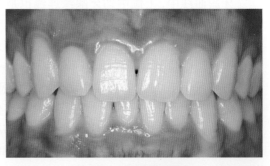

**图 7-5 薄牙周生物型**

复和治疗预后息息相关。厚生物型的附着龈抵抗急性创伤和炎症，利于组织恢复外形，不易退缩；薄生物型者易出现骨开裂或骨开窗，因而常出现快速骨丧失和永久不可复的软组织退缩。

### （五）牙间楔状隙和"黑三角"

牙间楔状隙是指邻牙接触点（区）根方的楔形空间。如果没有完全充盈牙间乳头，就存在间隙成为开放的楔状隙，即"黑三角"。如果楔状隙大于 3mm 将被普遍认为不美观。通过修复方法、牙周治疗和正畸治疗可关闭"黑三角"。

"黑三角"形成的原因是多因素的，包括正畸排牙时造成的邻牙间隙空间大小的改变、牙周附着丧失造成的牙龈退缩和牙槽嵴顶相对于邻牙接触点的高度的降低、相邻牙牙根之间形成的角度大小、邻牙接触点（面）的位置以及三角形的牙冠外形。

牙槽骨高度正常，无降低，邻牙接触点的位置距牙槽嵴顶的距离正常时，邻牙间隙被牙间乳头充满，无"黑三角"间隙；龈乳头不足以充满邻牙楔状隙时，就会在两牙的邻间隙形成"黑三角"。牙间乳头是否充盈邻间隙与邻牙接触点的位置距牙槽嵴顶的距离相关。有研究显示，当两牙的接触区根方到牙槽嵴顶的距离≤5mm 时，100% 的病例牙间乳头充满邻间隙，不会出现"黑三角"；当两牙的接触点至牙槽嵴顶的距离为 6mm 时，50% 的病例出现"黑三角"；当两牙的接触点至牙槽嵴顶的距离 >7mm 时，大多数病例的牙间乳头消失，出现"黑三角"。临床上有采用结缔组织移植、正畸改变相邻牙长轴方向及邻面贴面等方法解决"黑三角"的报道。

## 第二节　牙周健康是美学修复治疗的前提

健康的牙周组织是牙周美学的重要内容之一，是修复治疗成功的基础。在实施修复治疗之前应首先评估患者的牙周状况，建议患者接受必要的牙周治疗，恢复牙周健康后再行修复。

在重症牙周炎的综合治疗计划中，修复治疗常常占有重要的地位。修复治疗从基牙的选择、修复体的设计等，均应遵循保护牙周健康、防止牙周病情加重或复发的原则。对于没有牙周病的健康者，口腔医师也应当防止由于不恰当的修复和正畸治疗而造成牙周组织的损害。另一方面，成功的牙周治疗和良好的牙周维护治疗也是修复治疗取得良好效果的保证。此外，近年来广泛开展的牙周美学手术和再生手术可以覆盖裸露的牙根面，增高和增宽缺牙处的牙槽嵴，以利于美学修复。

### 一、牙周治疗程序及修复的时机

牙周治疗是一个系统的过程，首先进行牙周基础治疗以消除致病因子。在该阶段施行牙周洁刮治术、根面平整术，从而消除龈上、龈下菌斑和牙石；消除菌斑滞留因素及其他局部刺激因素；拔除无保留价值的或预后极差的患牙；在炎症控制后进行必要的咬合调整。基础治疗结束后 4～6 周进行牙周再评价，对患者控制菌斑能力和治疗效果进行全面分析。当患者口腔卫生良好，仍有牙周袋探诊出血，没有明显的探诊深度的降低，则需采取牙周手术治疗。

修复治疗的最佳时期应根据患者牙周健康状态、牙周疾患的类型、菌斑控制情况和牙周治疗的效果等综合考虑、合理选择。对于慢性龈炎，修复治疗应选择在牙周基础治疗 2

周以后。对于牙周炎，则需基础治疗 4～6 周后进行牙周再评价，若发现通过牙周基础治疗即能消除并控制牙周炎症，则可立即考虑修复治疗；若再评价发现患者需行牙周手术，那么，修复治疗需要在牙周手术治疗至少 2～3 个月后进行，因为此时的牙龈、牙周附着和牙槽骨的位置才基本稳定。对于因牙龈增生或修复美学要求而行的牙周手术，也应在手术后给予组织修复和稳定的时间，牙龈切除成形术至少 1 个月后行修复治疗，冠延长手术、膜龈手术最好 3 个月后再行修复治疗。

## 二、修复过程中维护牙周美学的几点原则

### （一）修复体边缘不侵犯生物学宽度

从牙周健康的角度考虑，修复体的边缘应尽量放在牙龈缘的冠方，以免刺激牙龈，并有利于患者保持该处的清洁。但是，在前牙等因美观需要、龋坏已达龈下或牙冠较短需增加固位等情况下，考虑将冠边缘放到龈下，就需要遵循"不侵犯生物学宽度"的原则。如果将修复体放到龈缘以下过多，可能出现两种不良后果：①牙周组织为避让冠边缘的刺激而发生牙槽嵴顶吸收和牙龈退缩（图 7-6）；②牙龈发生炎症，充血水肿甚至炎性增生（图 7-7）。

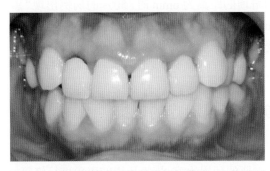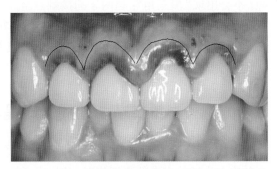

图 7-6　破坏生物学宽度的修复体造成 12 薄牙周生物型牙龈退缩

图 7-7　破坏生物学宽度的修复体造成 12—22 厚牙周生物型牙龈增生

因此，在必须将冠缘放在龈下时，也不应超过龈沟深度的 1/2（健康的龈沟一般为 1～2mm），即修复体边缘设计应根据患者龈沟的深度，将修复体边缘放在龈缘下 0.5～1mm，不得延伸至沟底。

对于龋坏达根部，或牙冠根折达到龈下的病例的修复，可先做冠延长术，切除部分牙龈并适量地修整牙槽嵴顶，使临床牙冠延长以利修复。在某些病例也可考虑通过正畸牵引患牙的方法暴露牙根断端，然后再行修复。

### （二）修复体设计要注意有利于菌斑控制

1. 修复体边缘须与牙面密合且无悬突，以减少菌斑在修复体边缘的滞留，同时避免粘接剂在冠缘处的外露。粘接剂的表面较粗糙，易附着菌斑；随着部分粘接剂的溶解，冠与牙面之间的微渗漏间隙也是菌斑滞留的场所。

2. 修复体的外形也与自洁作用和菌斑控制相关

（1）修复体的外形高点：过突的外形高点的根方牙面与龈缘之间形成的三角形地带，是菌斑最易堆积之处，也不利于口腔的自洁作用。因此，为了有利于口腔自洁和口腔卫生措施，修复体在设计和制作时，需注意使颊、舌面较平缓，避免过突的外形高点。

（2）修复体接触区的位置及形态：接触区的颊舌径不宜过大，以免形成相应过宽的龈谷。接触区根方的牙面应平坦或微凸，以免挤压牙间乳头。后牙邻面接触区应位于中央沟的颊侧，以使腭侧有较大的外展隙，使食物得以外溢而不致嵌塞。牙周炎患者常有牙龈退缩，造成较大的牙间隙，后牙区修复体可考虑留出足够的空隙，以利牙间隙刷、牙签等清洁工具的进入。

（3）修复体的外形：修复体的外形应适应牙体的自然形态，以利于自洁作用。例如，牙周炎患者常出现后牙根分叉病变，此时修复治疗时需考虑修复体颊舌侧外形应在牙冠的颊（舌）面近颈处形成与牙龈外形相应的凹陷，以利清除菌斑。

# 第三节　与口腔医学美容相关的牙周手术

随着患者和口腔医师对美观的重视，人们越来越注意唇的位置。唇的形态和位置很难改变，但是，口腔医师可能通过改变或调整牙齿的形态以及改变牙间乳头、龈缘和牙齿切端的位置，从视觉上改变唇齿龈之间的关系，即通过牙周和修复治疗，改善这类患者的牙颌面部美观。

通过一些牙周手术方法可以纠正牙周形态上或位置上的缺陷，改变牙齿周围软组织以及下方骨组织的量，以达到美学的效果。直接与口腔医学美容相关的牙周手术包括：

1. 使牙冠延长的手术　改变龈缘水平或位置，暴露正常牙体结构或配合美学修复。包括牙龈切除成形术、冠延长术等。

2. 校正牙龈退缩的手术　可以恢复龈缘正常位置。包括带蒂软组织瓣移植术、游离软组织移植术。

3. 缺牙区牙槽嵴增高术　以利于固定美学修复。包括利用带蒂软组织瓣移植术、利用袋状受区重塑缺牙区牙槽嵴等手术方法。

4. 系带修整成形术　用于矫正唇侧、颊侧系带位置，矫正因系带牵拉造成的唇形异常，防止因系带牵拉造成的牙龈组织退缩，或者辅助正畸治疗。

## 一、牙冠延长的手术

当患者具有高位笑线、短前牙、暴露较多牙龈组织等三大特征时，往往会在意其"露龈笑"并要求矫正。在选择牙冠延长的方法之前，必须考虑以下几个因素：①患者说话时、放松最大微笑时上唇的位置，从而决定临床牙冠需延长多少；②附着龈宽度是否足够；③牙龈缘相对于釉牙骨质界和牙槽嵴顶的位置，以确定单纯切龈以延长牙冠长度是否可能改变生物学宽度；④冠-根-牙槽骨的比例。

在一些病例中，牙齿的大小形态和龈缘线位置（相对釉牙骨质界和牙槽嵴的位置）完全正常，过分露龈的原因常常是由于上颌骨垂直距离过长（面中份过长），该类患者进行冠延长术很难解决问题。当牙齿的大小形态或龈缘线位置异常造成过分露龈，则根据情况选择牙龈切除术或冠延长术予以矫正。

冠延长术的原则是要维持牙周组织的长期健康。围绕这个原则，需要在维持附着龈宽度、生物学宽度和牙槽嵴高度的前提下选择手术方式。

手术禁忌证：①局部炎症明显；②菌斑控制不佳；③患有全身疾病且未得到控制者（如

糖尿病)或全身病情不能接受外科手术者(血液性疾病、6个月内发生过心血管意外等);
④牙周组织量不足者,包括:牙根过短,冠根比失调;牙冠根折达龈下过多,为暴露牙齿断缘作骨切除术后,剩余的牙槽骨高度不足以支持牙齿行使功能者;为暴露牙齿断缘切除牙槽骨过多,导致与邻牙不协调或明显地损害邻牙者。

手术适应证:前牙临床牙冠短,微笑时露龈过多,需改善美观者;牙折裂(或龋坏)至龈下,影响修复(治疗);有破坏了生物学宽度的修复体,需重新修复者。

### (一)牙龈切除术和牙龈成形术

多数正常牙龈缘应在釉牙骨质界的冠方约1mm。若龈沟底相对于牙槽嵴顶的位置完全正常,即生物学宽度为2mm,但游离龈缘线位置相对于釉牙骨质界的距离超过1mm——"小前牙",即临床牙冠比解剖牙冠短,这类患者往往为薄牙周生物型,此时出现过分露龈微笑,不涉及生物学宽度问题,即可选择牙龈切除术使解剖牙冠完全暴露。

牙龈切除术是用手术方法切除增生肥大的牙龈组织或后牙某些部位的中等深度牙周袋,重建牙龈的生理外形及正常的龈沟(图7-8,图7-9)。牙龈成形术与牙龈切除术相似,只是其目的较单一,为修整牙龈形态,重建牙龈正常的生理外形,两者常合并使用。

1. 手术时机 必要的牙周基础治疗之后,牙龈健康,无充血水肿,且患者菌斑控制良好时。

2. 手术方法

(1)麻醉:传导阻滞麻醉或(和)局部浸润麻醉。

(2)消毒:患者在术前用0.12%氯己定含漱,以清洁口腔。口腔周围皮肤用乙醇消毒,铺消毒巾。

(3)手术切口位置的确定:首先检查龈袋深度,定袋底位置。牙龈切除术的手术切口位置应位于袋底连线的根方1~2mm处。如果牙龈组织较厚,切入点可更偏根方一些。

(4)切口

1)外斜切口:患者希望去除牙龈色素,使牙龈组织粉红时,外斜切口是最常选择的切口方式。对于牙龈色素沉着明显的患者,作外斜切口时须将牙龈切除术范围扩展至两侧前磨牙区,以避免前牙美学区龈色不协调。

使用15号刀片或斧形龈刀,在已定好的切口位置上,将刀刃斜向冠方,与牙长轴呈45°切入牙龈,直达牙面。

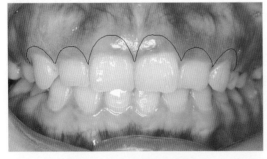

**图7-8 牙龈切除成形术前**

前牙萌出不足,临床牙冠短小

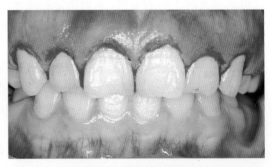

**图7-9 牙龈成形术后**

切除牙龈后,临床牙冠变长

2）内斜切口：患者不希望改变牙龈颜色或是外斜切口可能去除过多角化牙龈组织时，内斜切口是可选择的切口方式。

（5）龈上洁治：彻底刮除牙面残留的牙石、病理肉芽组织等。

（6）修整牙龈：使牙龈形成逐渐向边缘变薄、扇贝状的正常生理外形。

（7）生理盐水冲洗创面，压迫止血，上牙周塞治剂。

（8）术后护理：术区1周不刷牙。可用0.12%氯己定含漱液，每天2次。第7天复诊去牙周塞治剂，检查创面愈合情况。必要时可再上1周牙周塞治剂。

### （二）冠延长术

当牙龈缘位置相对正常，牙槽嵴较高或突起时，单纯牙龈切除修整将造成生物学宽度改变时，则选择冠延长术。

冠延长术是通过手术的方法，降低龈缘的位置、暴露健康的牙齿结构，使临床牙冠加长，从而利于牙的修复或解决美观问题。通过冠延长术可解决以下问题：

1. 牙折裂达龈下或龈下边缘不足，影响牙体预备、取印模及修复者。

2. 龋坏达龈下，影响治疗或修复。根管侧穿或牙根外吸收在颈1/3处，而该牙尚有保留价值者。

3. 有破坏了生物学宽度的修复体，需暴露健康的牙齿结构，重新修复者。

4. 前牙临床牙冠短，笑时露龈，需改善美观者。

适合上述四种情况的患牙应有一定的牙根长度，在手术切除部分牙槽骨后，仍能保证足够的牙周支持。如果患牙牙根过短或过细，则不宜行冠延长术。

冠延长术的基本方法：用翻瓣术结合骨切除术，降低牙槽嵴顶和龈缘的水平，从而延长临床牙冠，同时保持正常的生物学宽度。根据附着龈的宽度，冠延长术又分为"牙龈切除术＋翻瓣骨切除术""根向复位瓣＋骨修整术"两种。当附着龈足够宽时，切除牙龈延长临床牙冠后，仍能保证足够的附着龈宽度，不影响牙周健康时，可选择"牙龈切除术＋翻瓣骨切除术"；当附着龈宽度有限，切除牙龈后附着龈宽度将不足，可能造成牙龈退缩，影响牙周健康时则须选择"根向复位瓣＋骨修整术"。腭侧没有牙槽黏膜，该侧龈瓣不能行根向复位，因此，腭侧需要冠延长时均采用"牙龈切除术＋翻瓣骨切除术"。手术切口设计需与修复医师共同商讨，可请修复医师根据其美学需要术前制作好牙周手术导板（图7-10 ～图7-16，其中，图7-10～图7-12由四川大学华西口腔医院孟玉坤教授提供）。

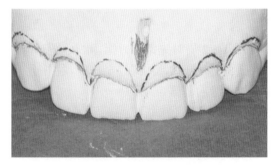 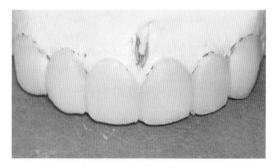

图7-10 冠延长术前取模设计切口位置　　图7-11 根据预期牙龈边缘，在模型上制作牙周手术导板

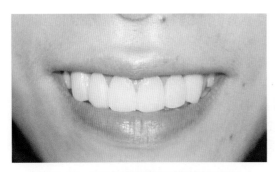

图 7-12　口内试戴牙周手术导板正面观

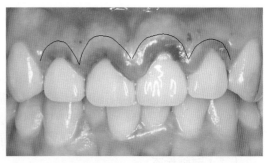

图 7-13　冠延长术前切口线：基础治疗后牙龈仍增生，缺乏正常外形

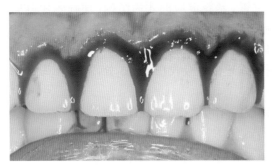

图 7-14　冠延长术

沟内切口切除部分牙龈，并修整成形

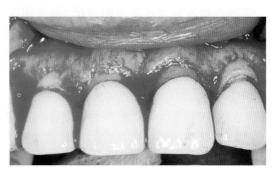

图 7-15　冠延长术

翻开黏骨膜瓣，去除部分骨组织，使临床牙冠变长

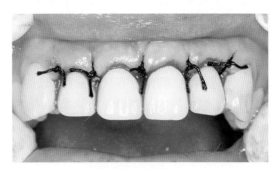

图 7-16　冠延长术

复位缝合

术后修复的时机：冠延长术后最好能够在手术后 1～2 周时先戴临时冠，永久修复体最好在术后 6 周再制作，涉及美容的修复应至少在术后 3 个月开始。如果过早修复，往往会干扰组织的正常愈合，并在组织充分愈合后导致修复体边缘的暴露。

## 二、牙根面覆盖的手术

牙龈退缩可造成牙根暴露，角化龈变窄，影响美观和牙周健康。除了防止根面龋和根面敏感、利于菌斑控制之外，牙根面覆盖手术的一个主要目的是满足牙周美学的需求。

牙龈退缩的主要原因有：①菌斑造成的牙龈炎症；②刷牙创伤；③牙齿排列异常（过于

偏唇颊侧），唇颊侧骨和龈组织过薄。在实施手术之前应评估以上病因是否得到控制或消除。当然，牙根面暴露还可能发生在埋伏牙正畸治疗后，这类患者对美学的要求就更高。

Miller 于 1985 年将牙龈退缩分为 Ⅰ、Ⅱ、Ⅲ、Ⅳ类，通过该分类可预期根面覆盖的效果。

根面覆盖的手术只对于Ⅰ类和Ⅱ类牙龈退缩有效；Ⅲ类牙龈退缩，根面可获得部分覆盖；Ⅳ类牙龈退缩则不能通过手术治疗矫正。

根面覆盖的方法主要有带蒂软组织瓣移植术和游离软组织瓣移植术。

带蒂软组织瓣移植术包括：①侧向转位瓣术、双乳头转位瓣术等转瓣术；②冠向复位瓣术及各种改良的冠向复位瓣术。以上转瓣术都可结合牙周组织引导再生术，即在瓣和根面之间加入屏障膜。

游离软组织移植术包括：①游离龈（上皮）移植术；②游离结缔组织瓣移植术。以上组织一般都来自腭部的咀嚼黏膜。

#### （一）带蒂软组织瓣移植术

1. 侧向转位瓣术（图 7-17）　侧向转位瓣术是利用相邻牙的健康牙龈形成带蒂的龈黏膜瓣，向牙龈退缩病变区转移，以覆盖裸露根面的手术方法。包括单乳头侧向转位瓣术（图 7-17）、双乳头侧向转位瓣术等。用于治疗个别牙较窄的牙龈退缩。该方法适用于个别牙的唇侧较窄的牙龈退缩，邻牙的牙周组织健康，牙槽骨有足够高度和厚度，前庭沟深度足够，附着龈较宽可供给龈瓣，并能侧向转移以覆盖裸露的根面。

当牙根暴露区的近远中径太宽，单侧瓣太窄不能完全覆盖时，则可在近中或远中邻牙各转一带乳头瓣，两瓣在受瓣区中线处缝合，此转位瓣法称为双乳头转位瓣术。

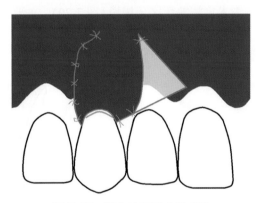

**图 7-17　侧向转位瓣术模式图**
将供区半厚瓣与受区间切口间断对位缝合固定，以覆盖根面

2. 冠向复位瓣术　黏膜具有弹性，因此黏膜瓣可以跨过膜龈联合向冠方移动，从而帮助覆盖根面。利用冠向复位瓣术可覆盖单个或多个牙根。该术式适合于较浅的牙龈退缩。根据牙龈退缩范围等情况还可选择半月形冠向复位瓣术等改良的冠向复位瓣术覆盖根面。

#### （二）游离软组织移植术

在邻近牙龈退缩区域没有足够的供体或需要增厚边缘龈组织时，即选择游离软组织移植术，将自体健康的角化黏膜组织移植到患区来覆盖暴露的根面。该手术可用于覆盖单个牙根或多个牙根面。除了用于覆盖牙根，该手术也可用于增宽附着龈、加深前庭沟。游离软组织可以是腭部咀嚼黏膜的上皮组织，也可以是上皮下结缔组织（图 7-18～图 7-19）。

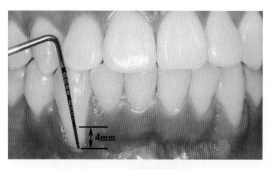

图 7-18 43 牙根暴露约 4mm

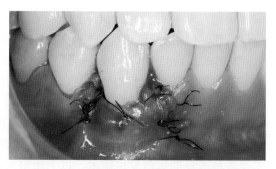

图 7-19 游离结缔组织瓣结合冠向复位瓣

### 三、缺牙区牙槽嵴重建的手术

拔牙、严重的牙周炎以及外伤等都可能造成缺牙区牙槽嵴缺损、形态异常。其缺损的多少取决于缺失牙齿的牙根大小结构、牙槽骨丧失量等。Seibert 将牙槽嵴缺损分为三型：

Ⅰ型：牙槽嵴颊舌向组织缺失（宽度丧失），冠根向高度正常。

Ⅱ型：牙槽嵴冠根向组织缺失（高度丧失），颊舌向宽度正常。

Ⅲ型：Ⅰ型和Ⅱ缺损均存在，即牙槽嵴高度和宽度均缺失。

为了有利于固定修复，减少修复后"黑三角"、避免过长的临床牙冠，以达到粉白美学比例，可以根据情况采用许多方法来重建缺损的牙槽嵴，包括：①带蒂软组织瓣移植术；②游离软组织瓣移植术；③植骨术，包括自体骨移植和使用骨替代品。

1. 利用带蒂软组织转瓣术重塑缺牙区牙槽嵴（图 7-20） 主要用于小或中等大小的Ⅰ型牙槽嵴缺损。

2. 利用袋状受区重塑缺牙区牙槽嵴（图 7-21） 可用于小、中、大的Ⅰ型牙槽嵴缺损。

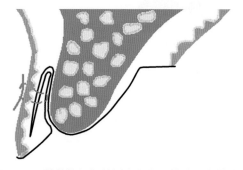

图 7-20 带蒂软组织转瓣术重塑牙槽嵴手术模式图
将带蒂结缔组织瓣塞进袋状间隙中，固定缝合在膜龈联合处，牙槽嵴上形成凹陷

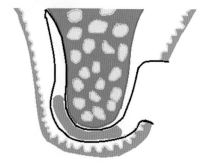

图 7-21 利用袋状受区重塑缺牙区牙槽嵴手术模式图
游离结缔组织置于所需位置，增高及增宽牙槽嵴

3. 其他增高或增宽缺牙区牙槽嵴的方法 在重塑Ⅱ型牙槽嵴缺损或Ⅲ型牙槽嵴缺损时，缺损区不仅需要增加颊舌向宽度，还需要增加冠根向高度时，局部软组织往往不足，这时，常常采用游离软组织瓣移植术。如将游离的全厚瓣直接移植到缺牙区牙槽嵴顶上，以增加高度和宽度；也可在牙槽嵴上作近远中向切口，分开牙槽嵴软组织，将游离全厚瓣的一部分结缔组织塞入到唇舌向分开的牙槽嵴软组织，以增加一部分牙槽嵴宽度，剩余部分置

于受区之上，以增加牙槽嵴的高度。

4. 系带修整成形术　系带是黏膜折叠所形成的，其中通常包含一些肌纤维。如果系带附着位置过于靠近龈缘，则当唇或颊活动时可牵拉龈缘，较易造成牙龈退缩或牙周袋，也会影响唇形和微笑，因此应进行系带修整术或系带切除术。前者是将系带切断以改变其附着位置，不致妨碍龈缘；而系带切除术则将系带连同它与骨面的联系一起切除，如上颌中切牙之间因粗大的唇系带相隔而出现较大间隙时，此时可用系带切除术（图 7-22、图 7-23）。

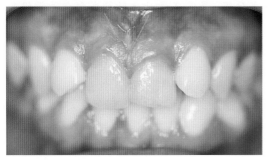 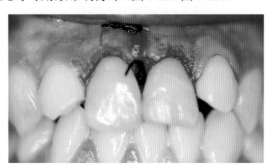

图 7-22　系带切除术前
画线处为唇系带基底位置

图 7-23　系带切除术后

## （一）适应证

1. 系带附着位置过于靠近龈缘，牵拉龈缘，造成牙龈退缩者。

2. 系带粗大并附着至龈缘处，致使上颌中切牙出现间隙，或影响唇形者。

## （二）手术步骤

1. 术区消毒，局部浸润麻醉。

2. 用止血钳夹住系带，作横切口；或者在系带附丽的两侧作 V 形切口。

3. 钝分离创口下的纤维组织，使系带完全松弛，创口呈菱形。

4. 沿系带纵行方向作间断缝合，若张力大可行褥式缝合。压迫止血。

5. 一周后拆线。

 **小　结**

　　健康的牙周组织是牙周美学的重要内容之一。为了在牙周组织位置稳定后修复，修复时机选择在牙龈炎牙周基础治疗 2 周后，牙周炎手术治疗至少 2～3 个月后。与口腔医学美容相关的牙周手术包括：牙冠延长、校正牙龈退缩的手术、牙槽嵴增高术、系带修整成形术等。以上手术的设计和实施需要牙周医师与修复医师共同完成。牙冠延长选择手术方式包括："牙龈切除术＋翻瓣骨切除术"或"根向复位瓣＋骨修整术"。根面覆盖的手术只对于 Miller Ⅰ类和Ⅱ类龈退缩有效，Ⅲ类龈退缩，根面可获得部分覆盖。根面覆盖的方法主要有带蒂软组织瓣移植术和游离软组织瓣移植术。牙槽嵴缺损可以采用带蒂软组织瓣移植术、游离软组织瓣移植术、植骨术等方法来重建缺损的牙槽嵴。

（徐　屹）

**思考题**

1. 牙间乳头是否充盈邻牙间隙与邻牙接触点的位置距牙槽嵴顶的距离相关。当两牙的接触点至牙槽嵴顶的距离大于多少时，大多数病例的牙间乳头消失，出现黑三角？

2. 影响美学效果的牙周组织因素包括哪几方面？

3. 修复过程中维护牙周美学的几点原则是什么？

4. 可解决"露龈微笑"问题，改变龈缘水平或位置，暴露正常牙体结构或配合美学修复的牙周手术术式有哪些？

# 第八章 椅旁牙体美学修复技术

**学习目标**

**口腔医学专业：**

1. 掌握：脱色漂白美学修复术的适应证和方法分类，椅旁牙体外形美学修复的适应证及方案设计。

2. 熟悉：椅旁联合美学修复；临床疗效评价标准。

3. 了解：椅旁 CAD/CAM 修复技术。

**口腔医学技术专业：**

1. 掌握：脱色漂白美学修复术的适应证和方法分类；椅旁牙体外形美学修复方法；椅旁 CAD/CAM 修复技术。

2. 熟悉：椅旁联合美学修复。

3. 了解：临床疗效评价标准。

## 第一节 椅旁牙体美学修复

椅旁美学修复是较为理想的美学修复形式，具有速度快、效率高、椅旁一次完成的优势。

### 一、椅旁牙体颜色美学修复

当患者因牙齿变色就诊时，临床上有很多方法可供选择。对于轻度的单纯牙齿变色，微创甚至无创的牙齿脱色漂白技术可以快速改善牙齿颜色；若在牙齿变色的同时伴有牙齿结构、形态的改变，可以选择椅旁树脂贴面或 CAD/CAM 瓷修复技术，一次就诊即可恢复牙齿的美白效果。

#### （一）脱色漂白美学修复术

脱色漂白美学修复术是指通过漂白剂的作用改变由疾病（如氟牙症、牙髓坏死）、药物（如四环素类）、年龄增长、吸烟、食物或饮料（如茶叶、咖啡、果汁）等原因导致的牙着色的一种美学方法，简称牙漂白技术（tooth bleaching technique）。该技术不需要大量磨除牙体组织，对牙损伤小，操作简便，是短期内能够改善牙的颜色、恢复牙齿美观的一种相对安全有效的方法。目前临床上常用的漂白剂主要为过氧化氢（hydrogen peroxide）、过氧化脲（carbamide peroxide）、过硼酸钠（sodium perborate）。漂白是通过漂白剂中最主要的活性成分的氧化还原反应来实现。

1. 脱色漂白美学修复技术的适应证

（1）局部外源性着色牙：最常见的牙齿变色是由于深色食物、饮料、药物、烟草等在产色细菌作用下产生的有色物质附着于牙面造成的（图 8-1）。

（2）局部内源性着色牙：龋齿、牙内吸收、牙髓坏死等导致的局部内源性着色及医源性着色（图 8-2）。需要先去除病灶，用 30% 的过氧化氢从髓腔内漂白脱色，减轻部分着色，力求与邻牙色差降低后再配合贴面、冠修复。

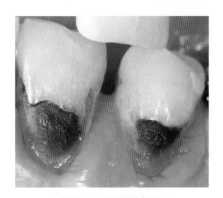
图 8-1　烟斑着色牙

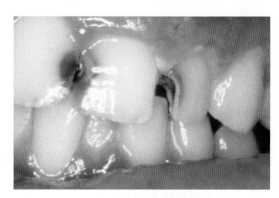
图 8-2　龋病着色牙

（3）全身因素导致着色牙：氟牙症（图 8-3）着色后尚无明显牙釉质缺损情况下可采用漂白脱色法。

四环素牙（图 8-4）中，牙冠轻、中度变色但无结构改变的，可以采用脱色治疗。

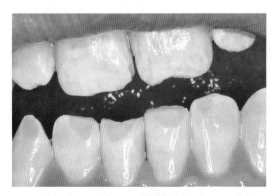
图 8-3　氟斑牙

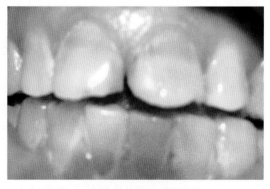
图 8-4　四环素牙

增龄性改变的牙变色经脱色治疗的效果较好。

2. 脱色漂白美学修复技术的非适应证

（1）局部外源性着色牙：当牙面有细小裂缝，着色通过缝隙进入牙内部时，漂白不能到达裂缝深处，效果不佳，可采用贴面或者全瓷冠修复。

（2）全身因素导致着色牙：若着色过深或伴有牙釉质缺损则需要脱色后贴面治疗。

（3）重度变色牙，单纯漂白不能完全改善变色情况，应选用其他修复治疗。

（4）已做修复的牙，修复材料会阻止漂白剂深入，且两者易起化学反应。

（5）高度敏感牙、牙隐裂的活髓牙、严重牙周疾病、牙根暴露、自述敏感的患者等不适合漂白术。

（6）妊娠及哺乳期妇女、对漂白药物过敏的患者。

（7）依从性差的患者、对漂白的期望值过高或对漂白没有正确观念的患者。

尽管漂白技术有一定的局限性，但由于其见效快、操作简便、治疗时不适症状轻、费用低等优点，只要正确选择适应证和漂白方法、规范操作、控制漂白剂的使用剂量和使用时间，均可达到令人满意的效果。

3. 脱色漂白方法　牙齿脱色漂白主要分为外漂白和内漂白两种。外漂白技术是将漂白剂置于牙齿表面进行漂白治疗的一种方法。依据完成治疗地点不同分为诊室内漂白术（in-office vital bleaching technique）和家庭漂白术（in-home bleaching technique）。内漂白技术又称无髓牙漂白术（non-vital bleaching technique）或诊间漂白术（walking bleaching technique），是将漂白剂置于打开的牙髓腔内进行漂白治疗的一种方法，可与外漂白技术联合使用来改善重度的牙齿变色。

（1）诊室内漂白术：诊室内漂白术由医护人员在诊室内完成。通常将含高浓度过氧化氢的漂白剂涂布于牙齿表面，在辅助装置的催化作用下加速过氧化氢与色素的氧化还原反应，使色素分解，快速美白牙齿。诊室内漂白常用的辅助装置有冷光源、激光、红外线等。激光装置通过热效应促进漂白，但易引起牙髓组织升温，产生刺激；冷光源照射温度低，对牙髓组织损伤小，因此在临床上应用更加广泛。诊室内漂白术的治疗时间短，见效快，操作过程中无特殊的不适感，患者的依从性好，且不易造成意外伤害。治疗时间一般每周 1 次，每次约 30~45 分钟，根据疗效再持续 2~6 次，以弥补轻度回弹。

大部分患者在术中或术后会出现轻中度牙齿不适，多表现为对刺激敏感，但不适症状一般在 24 小时内消失。在漂白前使用 3% 硝酸钾以及 0.11% 氟化物的脱敏剂可以有效预防或降低牙齿敏感的发生。另外，漂白术后常可观察到牙面即刻出现明显的局部白垩现象，提示牙釉质表层出现脱矿，但唾液的再矿化作用可使其恢复。

（2）家庭漂白术：家庭漂白术又称夜间漂白技术（night guard vital technique）或托盘漂白术（matrix bleaching technique），通常采用 10%~15% 过氧化脲作为漂白剂。过氧化脲在使用过程中分解释放过氧化氢起到漂白作用。由于漂白剂的浓度低，漂白效果相对缓慢，因而家庭漂白的治疗时间较长，需要患者有良好的耐心和依从性，但由于其操作简便，医师的椅旁操作时间短，患者就诊次数少，漂白效果稳定，可同时对全口牙齿进行漂白，逐渐在临床上得以推广。

家庭漂白术的疗效与漂白的时间和剂量有关，取决于每天戴托盘的时间、治疗天数、患者自身的牙齿条件以及色素对漂白剂的敏感性等因素。现在亦有建议其与诊室内漂白联合使用，以期达到更为满意的颜色改变。

（3）内漂白术：内漂白术是在牙髓腔内放置漂白剂进行漂白治疗的一种方法。主要适用于因外伤、牙髓炎导致的死髓牙以及根管治疗后的无髓变色牙，也可与外漂白技术联合使用来改善重度的牙齿变色。临床上常使用过硼酸钠与水或 3%~30% 过氧化氢的混合糊剂、10% 过氧化脲等作为漂白剂。

内漂白的主要并发症为牙再着色和牙颈部外吸收。对于所有漂白治疗方法,都会发生再着色的现象。牙再着色的发生受许多因素影响,如漂白方法、漂白浓度、食物因素及年龄因素等,一般情况下外漂白比内漂白更加容易发生,对于随访发现再着色的患者可重新进行漂白,若效果仍然不理想可考虑行其他修复方式。目前有较一致的观点认为,过氧化氢通过牙本质小管渗透进入牙颈部的牙周膜,使其防御功能减弱,细菌容易在此定植,引起牙周组织的炎症反应,从而继发牙颈部外吸收,故在内漂白后可定期复查拍摄 X 线片以尽早发现可能存在的牙颈部外吸收。

### (二)其他修复技术

椅旁 CAD/CAM 贴面和全冠修复技术也可用于椅旁牙体颜色美学修复。CAD/CAM 树脂或瓷贴面可以修复大多数变色牙,和漂白术相比,树脂或瓷贴面修复效果美观,不仅可以改变着色问题,亦可以同时修复间隙、牙面磨耗、缺损等,对于中重度着色牙的修复效果好于漂白技术,且不会发生反弹着色。而当牙体重度着色或重度牙釉质发育不全,漂白和贴面则不能满足修复要求时,可以采用椅旁 CAD/CAM 全冠修复等。

## 二、椅旁牙体外形美学修复

牙体外形缺损包括牙体缺损、牙齿磨耗等影响患者口面部形态美观的牙体缺损。修复方法有复合树脂修复、贴面修复、椅旁 CAD/CAM 修复等。

### (一)椅旁牙体外形美学修复适应证

1. 牙间隙过大　牙间隙过大是临床上十分常见的牙列异常现象,发生率高,发生年龄和牙位不限(图 8-5)。导致牙间隙产生的原因以发育性、病理性和生理性因素较为常见,包括前牙扭转、异位萌出、唇向倾斜等错位造成的间隙;牙龈退缩或牙槽骨吸收导致的前牙散在性间隙;前牙邻面龋形成的间隙;牙形态畸形或过小造成的间隙;先天缺牙或脱落后没有及时修复,致邻牙向缺隙侧倾斜移位形成的间隙;外伤和医源性等因素所致的间隙。

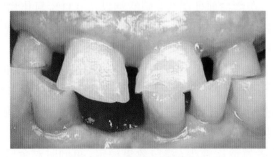

图 8-5　上颌牙牙间隙过大

2. 牙体缺损　牙体缺损是临床上最常见的口腔疾病之一,龋病是牙体缺损最主要的原因(图 8-6),牙外伤、磨耗等也可导致缺损。牙体硬组织缺失伴发牙齿断面着色、牙齿敏感是牙体缺损的主要特点,若不及时治疗会导致牙髓病、根尖周病、牙周病甚至颞下颌关节疾病,影响患者的口腔组织健康、容貌和发音功能,极大地影响人的社交活动。患者要求修复缺损,主要诉求并不是完全因为牙敏感或者疼痛,更多的是对美观的要求。

3. 牙磨耗　牙磨耗是指在没有菌斑、龋病和外伤的情况下,牙在咀嚼和非咀嚼运动过程中,由于牙面与牙面之间摩擦、牙面与食物之间摩擦,导致牙硬组织的丧失(图 8-7)。

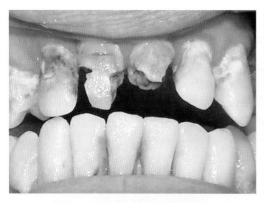

图8-6　龋病引起的牙体缺损

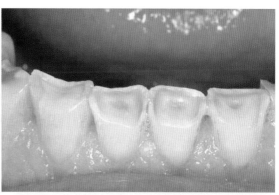

图8-7　牙磨耗

## （二）椅旁牙体外形美学修复方法

临床常用的椅旁牙体外形美学修复方法包括光固化树脂修复术、树脂或瓷贴面修复术、CAD/CAM 修复术。不同方法有不同的适应证，每一种方法均各有其优缺点，要获得满意的效果，必须针对患者实际情况选择合适的修复方法、技术和修复材料。选择牙体修复方案时应考虑患者年龄、间隙宽度、磨耗牙数量、病因、牙体缺损大小、所需费用、就诊时间及次数、患者期望值等，根据具体情况选用合适的治疗方案。

1. 光固化复合树脂修复术　光固化复合树脂修复术不易引起牙周损伤；正常牙体组织预备量少，患者无明显不适感；无需特殊设备，操作方便；费用低、即刻完成治疗，因此在前牙美学修复中得到了广泛应用。尤其对于不能接受大量备牙或者希望即刻达到美观效果者，复合树脂美学修复治疗则是首选修复方案。

（1）光固化复合树脂修复术适应证：

1）龋病、外伤、磨损、酸蚀等各种原因造成的牙体组织缺损。

2）牙的色泽、形态、结构异常，如氟牙症、四环素牙、畸形牙（过小牙）、牙釉质发育不全。

3）牙排列异常，如前牙间隙过宽、扭转牙。

4）不良修复体如树脂、瓷和金属修复体的修补。

（2）光固化复合树脂修复术非适应证：

1）咬合关系异常，患牙缺损部位承受过大咬合力。

2）患牙局部无法进行隔湿操作。

3）剩余牙体组织过少，借助辅助装置（如桩、固位钉）尚不能为树脂提供足够的固位力者。

（3）修复流程

1）术前沟通：口腔检查、照相留档，与患者沟通治疗计划，了解患者期望值，告知预期修复效果。

2）牙体预备：应去净腐质和变色深染的牙体组织，防止继发龋引发的充填物边缘着色。基于牙体、牙髓、牙周组织的健康，分析设计修复空间，确定牙体预备量。

3）牙齿表面处理：术区以橡皮障隔离，用37%的磷酸酸蚀待充填牙体表面30秒，充分冲洗，干燥，涂抹粘接剂2次，然后分层充填树脂。

4）树脂充填：采用分层技术进行树脂充填。

2．美学贴面修复技术　贴面（veneer laminate）是在保存活髓、少磨牙或不磨牙的情况下，采用粘接技术在牙齿表面直接或间接覆盖一层修复材料，以恢复牙齿的正常形态和色泽的一种修复方法。

根据常用的修复材料可分为复合树脂贴面修复技术和瓷贴面修复技术。复合树脂贴面修复技术可分为复合树脂直接贴面修复和复合树脂间接贴面修复。瓷贴面按工艺可分为烤瓷贴面、铸瓷贴面、CAD/CAM 机加工贴面。

（1）复合树脂贴面修复技术（图 8-8）

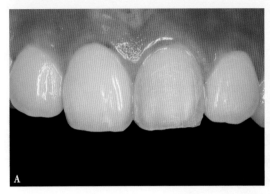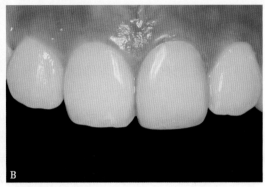

**图 8-8　复合树脂贴面修复上颌前牙**
A. 修复前　B. 修复后

复合树脂贴面修复技术适应证：

1）前牙牙体缺损，适用于因龋病、外伤导致的缺损小于 4mm 的牙体修复。

2）轻、中度牙釉质缺损，伴有牙体缺损和颜色异常。

3）变色牙、氟牙症、轻中度四环素牙、单个死髓变色牙。

4）牙间隙、错位牙、畸形牙。

出现下列情况时应慎用树脂贴面修复技术：

1）唇面严重磨损无间隙，咬合过紧者。此类患者建议先联合正畸治疗恢复正常咬合关系，预留足够贴面间隙后再进行树脂贴面修复。

2）牙列严重不齐、上颌牙严重唇向位、前牙反𬌗者。

3）患者有磨牙、咬硬物等口腔不良习惯者。

（2）瓷贴面修复技术：瓷贴面修复技术（图 8-9）从 20 世纪 80 年代开始应用于临床，适应证和禁忌证的正确选择是临床修复成功的关键。

瓷贴面修复技术适应证：

1）漂白效果不佳的染色或变色牙。

2）氟牙症。

3）牙釉质发育或钙化不全。

4）牙间隙增大。

5）前牙形态异常，如锥形牙。

6）切牙的切缘缺损（牙冠余留 2/3 以上）。

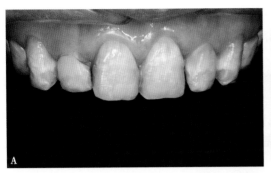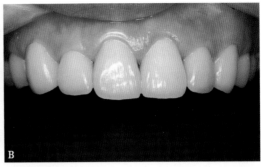

**图8-9　瓷贴面修复上颌前牙**

A. 修复前　B. 修复后

7）通过改变外形可获得美观效果的扭转牙、错位牙。

8）中线偏移牙。

9）牙齿唇颊面隐裂，无牙髓炎和根尖周病症状。

10）轻度牙齿排列不齐的牙面凸度调整。

瓷贴面修复技术禁忌证：

1）咬合过紧牙和重度夜磨牙。

2）无足够粘接面积的牙体缺损患牙：如牙釉质缺损超过牙冠唇颊面的1/2。

3）大面积缺损深达牙本质；牙根暴露过多，牙骨质粘接力差者。

（3）美学贴面修复技术修复流程：

1）术前沟通：口腔检查、照相留档，与患者沟通治疗计划及了解患者期望值。

2）术中操作：牙体处理，预备牙面，视情况决定磨除变色牙体的量，牙釉质磨除均匀充分、就位道无倒凹、线角圆钝、适当调磨咬合接触区；贴面成形，可有树脂堆塑、成品树脂贴面、瓷贴面；修整抛光，调整咬合，嘱患者勿用修复后的牙咬食硬物。

3）定期复诊：观察修复体是否有边缘着色、缺损、脱落等。

3. 椅旁 CAD/CAM 修复技术　CAD/CAM 系统制作瓷修复体有两种方式：椅旁 CAD/CAM 系统和制作室系统。能够直接运用于临床的是椅旁 CAD/CAM 系统，它采用口内摄像采集数据的方式，然后计算机辅助设计、制作完成修复体。一般仅需 30～60 分钟即可完成，患者一次就诊就可以戴上修复体，是一种真正意义上的 CAD/CAM 系统。临床上在完成牙体预备后，就可利用椅旁 CAD/CAM 系统来制作全瓷修复体，主要包括获取光学印模、计算机辅助设计和计算机辅助制作三个过程。

（1）取光学印模

1）取印模前的准备：首先清除预备好的窝洞或牙面的牙体碎屑、血液和唾液等，采用喷粉或不喷粉的口内扫描仪制取光学印模。

2）取印模：取像时从不同角度扫描预备体获得三维虚拟图像。取像过程中为了保证图像质量，应找好支点，稳定摄像头。操作者一边操作一边从监视器中观察图像质量，通过脚开关记录下满意的图像。操作者可在显示屏上用一连串的点来标记预备体的边缘，计算机将自动对三维图像进行计算并输入 CAD 系统。同时扫描对颌牙和从颊侧面扫描咬合像，以获取修复体的𬌗面解剖形态和咬合信息。

（2）计算机辅助设计：完成取像后，计算机自动生成预备体的光学印模，包含了邻牙、对颌牙、咬合和邻面接触等信息。然后在计算机图像软件的辅助下，循着预备体的边缘画出边缘线，由计算机根据对颌牙、邻牙的形态，以及数据库信息合成修复体。然后医师可以利用软件从不同角度检查修复体，进一步对修复体的解剖外形、咬合和邻面接触等进行设计修改，直至满意为止。

（3）计算机辅助制作：设计完成后，根据计算机显示屏上显示的瓷块号码选择瓷块，将瓷块放入加工制作室加工，计算机会将设计完成的修复体信息传输至数控碾磨机，制造最终修复体。

修复体完成后当天即可在口内试戴，进行必要的调磨至修复体完全就位。检查修复体的外形、边缘密合度，邻面接触，接触点的形态、位置与松紧，调整各个位置的咬合关系，改动不大者可在高度抛光后粘接。

### （三）椅旁牙体外形美学修复方案设计

牙体缺损在临床十分常见，有很多修复方法可供选择。对于前牙牙体因牙折、龋病造成的小于 4mm 的缺损，全瓷冠修复时，磨除牙体较多；复合树脂修复时，粘接面积小固位力差；瓷贴面作为远期使用效果稳定的修复技术则可以很好地弥补上述缺陷。牙面磨耗在以下情况并不适合修复：①咬合过紧牙、重度夜磨牙。②无足够粘接面积：如牙釉质缺损超过牙冠唇颊面的 1/2；大面积缺损深达牙本质；牙根暴露过多，牙骨质粘接力差。

邻间隙和接触点的处理是前牙间隙关闭操作中的关键所在，也是美学效果和生理学作用的主要体现部位。间隙修复后的效果应达到接触点的位置在牙冠中 1/3 和切 1/3 交界处，而不是在牙冠邻面正中；触点应真正恢复成"接触点"而不是"接触面"，不能大间隙变小间隙，更不能做成"连体式"不良修复体。同时也需注意切牙形态：上颌中切牙的近中切角近似直角，远中切角略为圆钝，但存在个体差异，修复切角时应根据患者对照牙、面型及患者喜好加以调整。

全瓷冠修复间隙的基牙预备与其他基牙预备一样，不再详述具体操作方法，但应注意以下几点：①无论是个别间隙还是散在间隙都应设计做单冠，一般情况下不宜用连冠修复；②对于中缝间隙偏宽的病例，可采用"间隙转移法"设计成 4 个单位牙冠，将部分间隙"转移"到侧切牙牙冠上，备牙时应多磨除中切牙远中一侧的组织，使中切牙适当向近中"移动"；③对于牙冠宽窄悬殊伴有间隙的病例，备牙时应尽量将过宽牙减径，少磨过小牙的邻面组织，使牙冠原有空间得以"再分配"，以确保修复后牙冠的协调性。

## 三、椅旁联合美学修复

前牙的美学主要包括牙的形态、大小、排列、比例、颜色以及牙龈的位置、形态、颜色等。前牙美学修复就是对以上美学要素的精确设计和精确实现。不仅仅是通过修复技术自身就能完美实现的，还需要结合正畸调整牙的排列、位置、牙间隙等。通过牙周改善牙龈等软组织的形态、位置、曲线等。因此，牙的美学修复是一个结合正畸、牙周、修复等多学科的综合系统治疗。

### （一）联合正畸治疗

正畸关闭牙间隙是十分常用的治疗方法。它的最大优点是保留天然牙的色泽和外形，获得比光固化树脂修复或全瓷牙修复更为理想的美学效果。比如，对一个上颌中切牙间隙

5mm 左右的病例，直接用全瓷冠关闭间隙无论哪种设计效果都不会满意。联合正畸治疗可通过采用"间隙平分法"对间隙进行调整，为后续的修复提供更好的条件。先用正畸方法将两侧的中切牙和侧切牙向中线移动，等于将 1 个超宽间隙均等分散成 5 个小间隙，平均间隙仅宽 1mm，再用光固化树脂或全瓷冠修复即可获得理想的效果。但并非所有的牙间隙都能用正畸方法解决问题，因此，正畸治疗牙间隙的适应证选择很重要。但需注意在儿童生长发育期，乳中切牙间普通存有间隙，如果恒尖牙和侧切牙萌出后，中切牙间隙仍不能消失时则需治疗，而早期的唇系带矫正术是预防中切牙间隙过大的良好措施，需注意的是应先进行正畸治疗，关闭牙间隙维持牙间隙状态一定时间，待唇系带软化后再进行唇系带矫正术。

### （二）联合牙周手术和正颌手术

口腔组织的美是协调、统一的，只有牙体组织的美是不够的，若患者牙周状况差，牙龈增生或退缩，抑或是有错𬌗畸形、上颌前突、下颌前突等骨组织问题，美丽的牙齿只能在面部显得更突兀。因此，当患者有对牙齿美观的诉求时，我们需同时替患者考虑到面部组织的协调美，是否有做牙周手术、正颌手术的需要，以改善患者软硬组织形态，综合评估，以达到最终面部的协调美。这才是美学修复的最终目标。

当牙龈炎症导致牙龈呈现暗红色时应先处理牙周问题后再进行牙体修复。牙龈形态异常则需要联合牙周治疗，比如龈缘曲线不一致或不对称、龈乳头缺失等。对于因牙齿位置和排列异常而导致龈缘曲线被破坏的病例，若牙列不齐则应先采取正畸治疗恢复正常排列，然后再处理牙龈形态。当上唇过短、上唇动度过大、前牙被动性萌出延迟、上颌前牙过萌等情况发生时，即可出现露龈笑（图 8-10）。牙体缺损伴露龈笑是典型的需要联合牙周手术治疗的美学治疗案例。

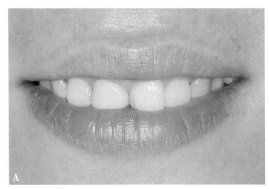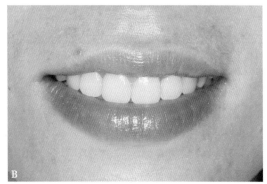

**图 8-10　露龈笑美学治疗**
A. 治疗前　B. 治疗后

对于前牙咬合关系严重不良的患者，应在恢复外形的同时关注患者的咬合状态。若直接修复，患者的咬合关系不理想会导致修复体脱落。选择正畸治疗对咬合的调整要经历一个相对较长的时间，患者能有较长时间适应。正颌手术可以短时间内改变咬合状态，但只有通过正颌外科和正畸联合治疗，为上下颌骨位置、牙根的位置和方向创造足够的条件，最终才能完成一个美观和功能兼具的修复体。

## 第二节 椅旁牙体美学修复的临床路径和疗效评价标准

在椅旁牙体美学修复的临床诊治过程中，非常有必要将临床路径和疗效评价标准化，以便获得更加理想的美观改善效果。

### 一、椅旁牙体美学修复的临床路径

从接诊患者到最后完成椅旁牙体美学修复治疗，这个过程需要医师与患者共同配合完成，因此医患之间的沟通交流非常重要。尤其在患者期望的效果与自身情况不符合时，必须向患者清楚交代每种方案的可行性以及费用、疗程、可能出现的并发症、副作用等情况，选择最佳的治疗方案。若单纯的椅旁美学治疗不能达到满意的疗效，则需要考虑与其他方法联合使用，以期达到最理想效果。

### 二、椅旁牙体美学修复的临床疗效评价标准

在治疗完成后，需要对美学治疗的临床效果进行全面、准确的评价。

#### （一）漂白术的临床效果评价

在自然光下通过采用 Vita 比色板对漂白治疗前后的牙齿唇面中 1/3 颜色最深的部位进行颜色比较，记录亮度等级。亮度等级由浅到深按表 8-1 分布。牙齿颜色由浅到深分为三度：B1～A3 为轻度，D3～A3.5 为中度，B4～A5 为重度。经治疗后亮度提升 5 个等级以上者为显效；2～4 个等级者为有效；少于 2 个等级者为无效。

表 8-1 Vita 比色板亮度等级排列表（由浅到深）

| 亮度等级 | 1 | 2 | 3 | 4 | 5 | 6 | 7 | 8 | 9 | 10 | 11 | 12 | 13 | 14 | 15 |
|---|---|---|---|---|---|---|---|---|---|---|---|---|---|---|---|
| 比色板型号 | B1 | A1 | C1 | A2 | B2 | A3 | D3 | C2 | B3 | A3.5 | B4 | C3 | B4 | A4 | A5 |

#### （二）修复体的临床效果评价

临床上常采用美国公共卫生署（USPHS）、加州牙科协会（CDA）评价标准或国际牙科联合会（FDI）评价标准对修复体进行评价。

1. USPHS 评价标准　美国公共卫生署标准又称 Ryge 评价标准，见表 8-2，由 Cvar 和 Ryge 于 1971 年提出，美国公共卫生署将其引入作为牙科修复材料的临床评价标准，从修复体的颜色匹配、表面状况、边缘适应性、边缘着色、继发龋、牙龈炎症、牙髓状况这 7 个指标对修复体进行评价。对于每一个指标，又分不同等级：A. 表明临床效果非常理想；B. 表明临床效果可以接受；C. 表明临床效果不能接受且需及时对旧的修复体进行替换；D. 表明临床效果不能接受且需立即进行修复。但是应用于美学修复，这 7 方面指标并不全面，因此众多学者对这一标准不断进行完善，从表面染色、解剖形态、与邻牙的邻接关系、固位等多方面对修复体进行补充评价。

2. 加州牙科协会（CDA）评价标准　加州牙科协会（CDA）评价标准（表 8-3）于 1977 年制定，主要从边缘完整性、解剖形态、颜色和表面这三方面对修复体的临床效果进行评价。对每一个指标，又分为理想、接受、不接受三个等级。

表 8-2　美国公共卫生署( USPHS )评价标准

| 指标 | 等级标准 |
| --- | --- |
| 颜色匹配 | A. 修复体与牙体在色泽、遮光性、半透明性上相匹配 |
| | B. 修复体与牙体在色泽、遮光性、半透明性上有轻微不协调，但在正常牙色界限内 |
| | C. 修复体与牙体在色泽、遮光性、半透明性上不协调，且超出正常范围 |
| | D. 修复体与牙体在色泽、遮光性、半透明性上极不协调 |
| 边缘着色 | A. 修复体与牙体交界的边缘无变色 |
| | B. 修复体与牙体交界的边缘有变色，但未向牙髓方向进展 |
| | C. 修复体与牙体交界的边缘有变色，且已向牙髓方向进展 |
| 边缘适合性 | A. 修复体边缘无肉眼可见的裂隙，探针轻划过边缘时未感觉有裂隙 |
| | B. 修复体边缘可见裂隙，探针可探入，但牙本质或基底未暴露 |
| | C. 修复体边缘裂隙明显，牙本质或基底暴露，但修复体未折裂、移动或脱落 |
| | D. 修复体已折裂、移动或脱落 |
| 表面状况 | A. 修复体表面光滑，如同正常牙釉质 |
| | B. 修复体表面较正常牙釉质粗糙 |
| | C. 修复体表面非常粗糙 |
| 继发龋 | A. 无继发龋 |
| | B. 沿修复体边缘可发现延续性龋 |
| 牙龈炎症 | A. 牙龈无明显炎症，与修复体相关的牙龈指数无改变 |
| | B. 牙龈出现明显炎症，与修复体相关的牙龈指数增加 |
| 牙髓状况 | A. 术后患者无敏感或仅有轻度敏感，但未伴有自发痛等牙髓炎症状，电活力测试显示牙髓活力在正常范围内 |
| | B. 术后患者非常敏感，并伴有自发痛等牙髓炎症状，电活力测试显示牙髓敏感或无反应 |

表 8-3　加州牙科协会( CDA )评价标准

| 指标 | 等级标准 | |
| --- | --- | --- |
| 边缘完整性 | 理想 | 修复体边缘无肉眼可见缝隙，且探针探及边缘光滑 |
| | 接受 | 修复体边缘肉眼可见颜色改变，但无龋 |
| | | 探针探及边缘不光滑，可修补，但暂不必要 |
| | 不接受 | 不理想的边缘无法修复 |
| | | 颜色改变沿着修复体边缘向牙髓方向进展 |
| | | 修复体边缘残留过多粘接剂 |
| | | 修复体移动 |
| | | 修复体边缘碎裂 |
| | | 修复体边缘有继发龋 |
| | | 牙体结构破坏 |
| 解剖形态 | 理想 | 修复体解剖外形恢复好，与邻牙和软组织功能性协调 |
| | 接受 | 修复体表面凸度恢复稍大 |
| | | 修复体表面凸度恢复稍小 |
| | | 修复体未完全形成功能性咬合 |
| | | 修复体边缘嵴未完全恢复 |
| | | 修复体与对颌牙接触稍轻 |
| | | 修复体表面存在平面 |
| | | 修复体舌面存在平面 |

续表

| 指标 | | 等级标准 |
|---|---|---|
| 解剖形态 | 不接受 | 修复体表面凸度恢复过大 |
| | | 修复体表面凸度恢复过小 |
| | | 修复体加重原本损伤的咬合 |
| | | 修复体与邻牙接触不良 |
| | | 修复体与对颌牙无接触或早接触 |
| | | 修复体边缘存在悬突 |
| | | 修复体导致𬌗创伤 |
| | | 修复体引起牙齿或邻近组织疼痛 |
| | | 修复体导致牙、软组织或支持骨的损伤 |
| 颜色和表面 | 理想 | 修复体与邻牙在颜色、遮光性、半透明性等方面相匹配；修复体表面光滑，对邻近组织无刺激 |
| | 接受 | 修复体与邻牙在颜色、遮光性、半透明性等方面与邻牙有轻微不匹配 |
| | | 修复体表面轻微粗糙，且能通过抛光改善 |
| | 不接受 | 修复体表面未按照解剖形态恢复，且无法调整至正常 |
| | | 修复体与邻牙在颜色、遮光性、半透明性等方面不匹配且超出正常范围 |
| | | 修复体表面碎裂 |
| | | 修复体表面存在大量孔隙 |
| | | 修复体的遮光性与邻牙完全不协调 |

　　3. 国际牙科联合会(FDI)评价标准　国际牙科联合会评价标准于 2007 年提出，较前两种更为全面、细致。对修复体的临床评价从美学特性、功能特性和生物学特性三方面展开。每一方面又包括 4～6 个具体指标，各指标可分为临床效果非常好、临床效果好、临床效果满意、临床效果不满意、临床效果非常差五个等级，前三项为可接受，后两项为不可接受。

### 小　结

　　椅旁牙体美学修复将治疗与美学相结合。本章主要从颜色和外形两方面介绍了如何进行椅旁美学修复。该技术的优点是方便快捷，能缩短患者就诊时间和就诊次数，修复效果也令临床医师和患者满意。可以预见椅旁牙体美学修复将在临床上越来越广泛地被应用。

（张凌琳）

### 思考题

　　1. 临床上的牙体美如何体现，患者如何参与到美学治疗中？
　　2. 脱色漂白的适应证如何选取？
　　3. 什么样的牙体才是美的？影响牙体美的因素有哪些？

# 第九章　牙颌畸形的美学正畸

　学习目标

**口腔医学专业：**

1. 掌握：正畸美学的评价方法；正畸并发症的美学影响、原因及预防方法。
2. 熟悉：正畸矫治对各类错𬌗畸形的美学效果；美学矫治器的类型及临床应用。
3. 了解：各类错𬌗畸形对美学的影响；正畸目标的审美差异性。

**口腔医学技术专业：**

1. 掌握：美学矫治器的类型及临床应用；正畸并发症的美学影响、原因及预防方法。
2. 熟悉：正畸美学的评价方法；正畸矫治对各类错𬌗畸形的美学效果。
3. 了解：各类错𬌗畸形对美学的影响；正畸目标的审美差异性。

## 第一节　错𬌗畸形对美学的影响

错𬌗畸形对美学的影响是显而易见的，面部美观问题会对患者产生一定的心理障碍，表现为羞于微笑、不愿意和他人交往等，因此改善牙、颌、面的美观常成为患者求诊的主要原因。

影响颌面美学的错𬌗畸形按局部到整体，主要分以下几类：

**（一）个别牙错位**

个别牙错位包括牙的唇（颊）、舌（腭）向错位；近、远中向错位；高、低位错位；易位、旋转、倾斜等。

上颌中切牙存在过大牙缝、缺失等问题，在微笑时可明显看到一条黑色的缝隙，影响美观。

**（二）牙弓形态和牙排列异常**

1. 牙列拥挤　多数牙拥挤错位常见于牙量骨量不调者（图 9-1）。
2. 牙列稀疏　牙列散在间隙的存在是因为骨量大于牙量。牙列多处黑色空隙（图 9-2），易使人联想到牙龈退缩、牙根暴露的老年人，给人苍老、病态之感，同时患者也会出现发音不清。

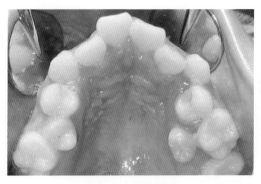

图9-1　重度拥挤

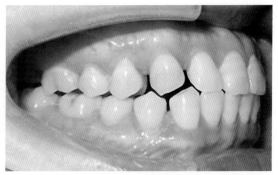

图9-2　牙列稀疏

3. 牙弓狭窄　牙弓狭窄的人多有张口呼吸的不良习惯,主要表现为牙弓尖圆形、腭盖高拱,上颌牙列拥挤或上颌前牙前突等。严重者可见上颌中切牙明显外露,形似"兔齿"(图9-3)。长期的张口呼吸也会导致上唇短缩、鼻翼萎缩等面部软组织形态的改变。

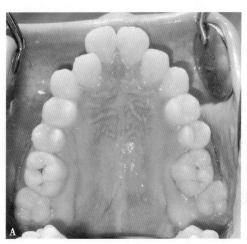
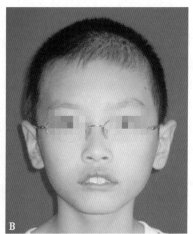

图9-3　牙弓狭窄

A. 上颌牙弓狭窄　B. 上颌中切牙明显外露

## (三) 牙弓、颌骨、颅面关系的异常

1. 前牙反𬌗　前牙反𬌗俗称"地包天"。分为牙性、功能性和骨性前牙反𬌗。

(1) 牙性前牙反𬌗:下颌前牙切端部分或全部遮盖住上颌前牙牙冠,侧貌无明显异常。

(2) 功能性前牙反𬌗:表现为多数前牙反𬌗,可见面中部 1/3 稍凹陷,表现出反𬌗面容,下颌后退至上下颌前牙切对切关系时,面型明显改善。

(3) 骨性前牙反𬌗:颌骨形态发育异常引起,上颌前牙唇倾、下颌前牙舌倾代偿颌骨关系不调,面部呈上短下长、面中 1/3 凹陷的"半月脸"式典型反𬌗面型(图9-4)。

2. 前牙深覆盖　前牙深覆盖分为牙性、功能性及骨性前牙深覆盖。

(1) 牙性前牙深覆盖:主要由上下颌前牙位置或数目异常造成。上颌前牙唇向倾斜,有散在间隙,可出现"开唇露齿";或下颌切牙先天缺失,切牙舌向倾斜,颏唇沟加深。

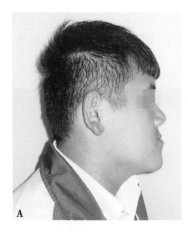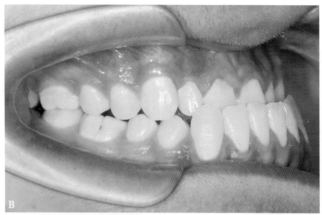

图 9-4　骨性前牙反𬌗

（2）功能性前牙深覆盖：上颌一般正常，口内磨牙远中关系，侧貌显凸，当下颌前伸至中性磨牙关系时，𬌗关系及面型明显改善。

（3）骨性前牙深覆盖：因上颌前突或发育过度、下颌后缩或发育不足引起。"龅牙"现象明显（图 9-5），有"开唇露齿"的问题，上下唇不能自然闭合，存在"露龈笑"（图 9-6）。

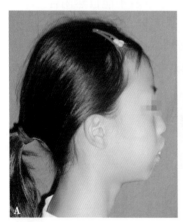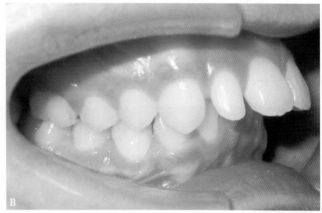

图 9-5　骨性前牙深覆盖

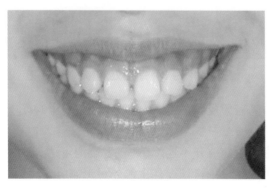

图 9-6　露龈笑

3. 前牙深覆𬌗 前牙深覆𬌗常伴随Ⅱ类错𬌗畸形。Ⅱ类 1 分类错𬌗畸形患者上颌前牙唇向倾斜，上唇外翻，表现为"龅牙"。Ⅱ类 2 分类错𬌗畸形患者上颌前牙舌向倾斜，面下 1/3 高度不足，下颌颏部短小（图 9-7）。

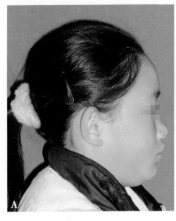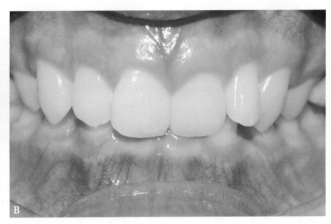

图 9-7 前牙深覆𬌗

Ⅱ类 2 分类错𬌗畸形，上颌前牙舌向倾斜

4. 前牙开𬌗 患者前牙没有咬合接触，呈楔状。严重者上下唇不能自然闭合，面下 1/3 高度明显加大，呈窄长面型。

5. 双颌前突 牙性双颌前突患者表现为前牙单纯唇向倾斜，骨性双颌前突患者则表现为上下颌骨向前突出（图 9-8），上下唇长度不足，存在"露龈笑""开唇露齿"等，但口内牙齿排列均较整齐。

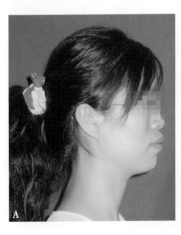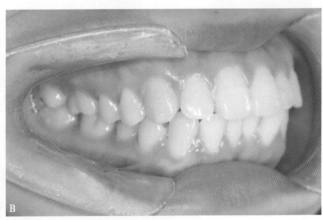

图 9-8 骨性双颌前突

6. 偏颌 表现为单侧后牙反𬌗，上下颌中线不一致（图 9-9），𬌗平面偏斜，面下 1/3 不对称，下颌整体偏移（图 9-10）。

7. 唇腭裂 唇裂患者唇红裂开不连续，严重者裂沟可达鼻底，称"兔唇"。腭裂患者多伴有上颌骨发育不足，面中部凹陷畸形，伴上颌牙弓形态异常，裂隙处牙常缺失，裂隙两侧牙错位紊乱（图 9-11）。

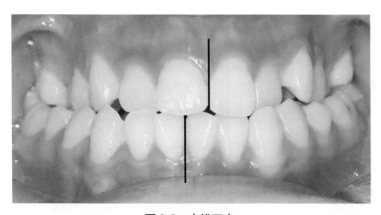

图 9-9　中线不齐

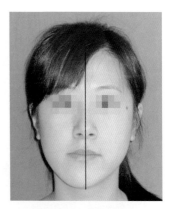

图 9-10　下颌右偏

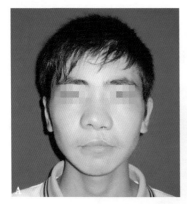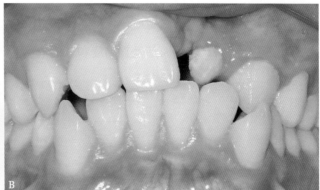

图 9-11　单侧唇腭裂致上颌骨发育不足、面中部塌陷、牙列紊乱

# 第二节　正畸美学的治疗目标和评价方法

## 一、正畸美学的治疗目标

1. 协调　协调包括形态与功能两方面。因此在矫治设计时，不能单纯追求某一项指标达到最佳效果，而应追求形态、功能整体的和谐。

2. 稳定　矫治方案设计要考虑到稳定，必须符合生物力学原则。矫治结果不佳、未能破除不良习惯、治疗后保持时间不够长等都会导致矫治结果不稳定。

3. 美观　患者正畸的主要目的是改善外观，达到美学效果。

## 二、正畸美学的评价方法

### （一）正面观的评价方法

面部美学分析的第一步，主要是面部的对称性、比例和唇齿关系等。

1. 面部对称性　正常情况下，眉间点、鼻间点、唇珠和颏部中点基本位于一条直线上，构成面部正中矢状面（图 9-12）。显著的不对称，尤其是面中下部的不对称将影响面部美观（图 9-13）。

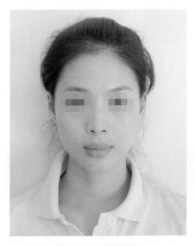

图9-12 面部对称

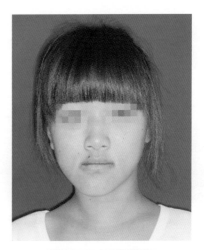

图9-13 下颌右偏

2. 面部比例 常比较颜面部垂直高度和宽度的比例，称"三庭五眼"(图9-14)。

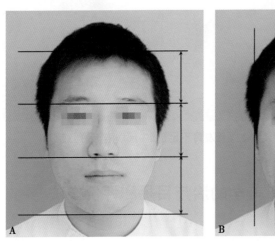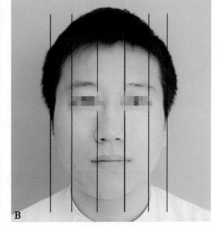

图9-14 三庭五眼

3. 唇齿关系 主要分析微笑时上唇与上颌前牙暴露程度的关系。理想的关系是微笑时上颌前牙牙冠约显露 2/3，上颌前牙切缘连线弧度和下唇微笑弧度相协调(图9-15)。

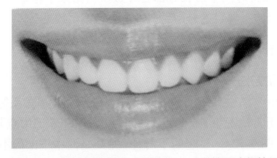

图9-15 上颌前牙切缘连线弧度和下唇微笑弧度相协调

**（二）侧面观的评价方法**

侧貌是正畸医师和患者关注的内容,通过肉眼观察或 X 线头影测量分析可以获取颅、颌、面侧貌的数据。此外,不同人对侧貌面型的类型认可度不同。因此,在治疗前,要充分了解患者对侧貌面型的认知和要求。

**（三）口内观的评价方法**

1. 牙齿排列　治疗结束时牙齿都应排列整齐。美学特征是整齐、对称、协调和自然（图 9-16）。

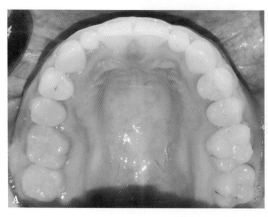
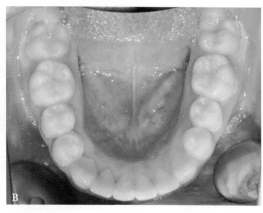

**图 9-16　治疗后上下颌牙列排列整齐**

A. 上颌　B. 下颌

（1）前牙排列的美学标准:前牙排列整齐,无间隙,中线对齐,覆𬌗覆盖正常。临床牙冠高度和凸度自然协调。

（2）后牙排列的美学标准:后牙排列整齐,对称,弧度自然,咬合关系正常。

2. 牙弓矢状关系

（1）磨牙关系美学标准:中性磨牙关系,即上颌第一磨牙的近中颊尖咬在下颌第一磨牙的近中颊沟。

（2）尖牙关系美学标准:中性尖牙关系,即上颌尖牙咬在下颌尖牙和下颌第一前磨牙颊尖之间。

（3）前牙覆盖美学标准:上颌前牙切缘到下颌前牙唇面的水平距离在 3mm 以内（图 9-17）。

3. 牙弓宽度关系　上下牙弓左右对称,大小及形态协调美观（图 9-18）。

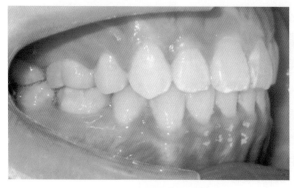
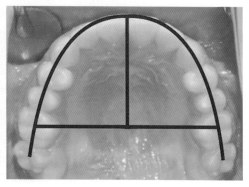

**图 9-17　正常牙弓矢状关系**　　　　**图 9-18　正常牙弓形态为弧形,左右对称**

4. 牙弓垂直关系　前牙的浅覆𬌗关系（图9-19）。

5. 牙弓中线　上下牙弓中线应在一条直线上（图9-19）。

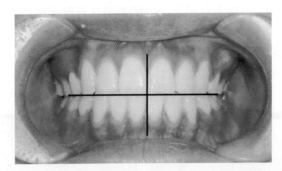

图9-19　上颌前牙切缘咬在下颌前牙的切 1/3 之内且上下牙弓中线在同一条直线上

# 第三节　正畸治疗的美学效果

前述的错𬌗畸形均可通过正畸或正畸 - 正颌联合治疗达较好的美学效果。

## （一）个别牙齿错位

正畸治疗后可使错位牙齿恢复正常位置，临床牙冠高度和凸度自然协调。

## （二）牙列拥挤

正畸治疗后能获得对称协调的牙弓形态，牙齿整齐排列，良好的咬合关系。拥挤伴有前牙前突的患者，可通过拔牙矫治内收，获得较好的侧貌。

## （三）牙列散在间隙

正畸治疗可以关闭牙列散在间隙。

## （四）前牙反𬌗

1. 牙性前牙反𬌗　正畸治疗可以解除反𬌗，恢复正常的覆𬌗覆盖（图9-20）。

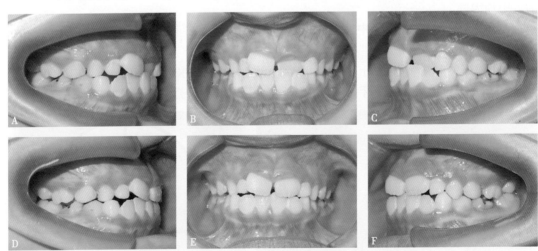

图9-20　牙性反𬌗（左侧中切牙）患者局部治疗前、后口内照

A～C. 治疗前：21，31反𬌗

D～F. 治疗后：纠正后覆𬌗覆盖正常

2. 功能性前牙反𬌗 可采用功能性矫治器（如 FR-Ⅲ 功能矫治器）解除反𬌗。上下颌位置改善明显，颌骨关系和牙弓关系改善，面型变化明显。

3. 骨性前牙反𬌗 轻度骨性反𬌗（ANB 角 > −4°）患者，可通过下颌前牙舌倾、上颌前牙唇倾，使上下唇适应性移动，掩饰性代偿颌骨发育异常（图 9-21）。重度骨性反𬌗患者应行正畸 - 正颌手术联合治疗。

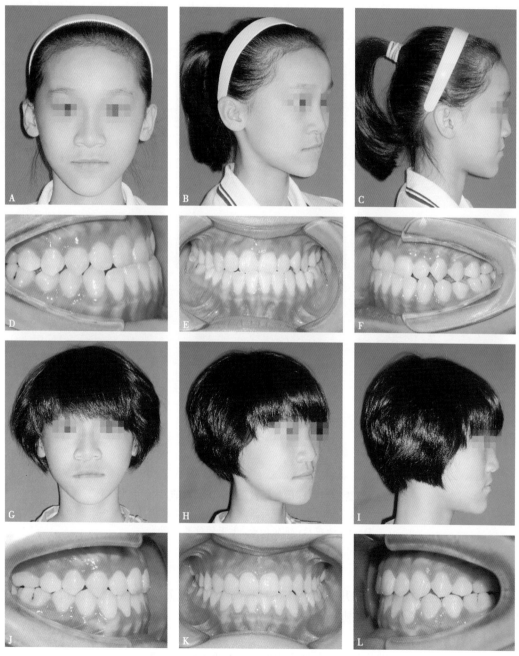

**图 9-21 轻度骨性反𬌗患者治疗前、后对比照**

A～F. 治疗前：前牙反𬌗，下颌切牙已代偿性舌倾

G～L. 治疗后：下颌前牙舌倾、上颌前牙唇倾的掩饰性表现

### （五）前牙深覆盖

1. 牙性前牙深覆盖　治疗后上下颌前牙覆盖正常，上下唇能自然闭合，唇部突度协调。

2. 功能性前牙深覆盖　采用功能矫治器（如双颌垫矫治器）促进下颌骨生长，使上下颌前牙覆盖正常，侧貌改善。

3. 骨性前牙深覆盖　轻中度骨性前牙深覆盖患者，可通过下颌前牙唇倾、上颌前牙舌倾，来掩饰性代偿颌骨发育异常。重度骨性前牙深覆盖患者建议进行正畸 - 正颌联合治疗（图 9-22）。

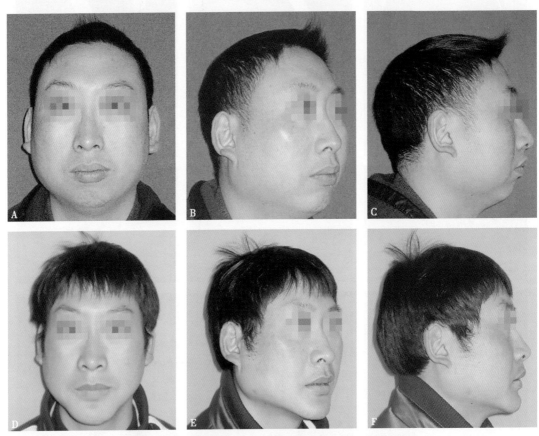

**图 9-22　重度骨性深覆盖患者正畸 - 正颌术前、术后面像**
A～C. 治疗前：下颌后缩，上下颌位置不协调
D～F. 治疗后：下颌伸长，上下颌位置协调

### （六）深覆𬌗

压低前牙或升高后牙，打开咬合，调节上下颌骨的垂直关系，恢复正常覆𬌗，伸长面中下 1/3，改善面型，使侧貌更加协调。

### （七）前牙开𬌗

关闭上下颌前牙间楔状间隙，恢复正常咬合，不再"说话漏风"。

### （八）双颌前突

单纯牙性前突患者，上下颌骨发育正常，通过拔牙治疗内收上下颌前牙，上下唇跟着后移,突面型改善,上下唇可自然闭合,"开唇露齿"的问题得到解决。

轻度骨性双颌前突患者,拔牙治疗后上下颌前牙有一定程度的内收,达到直面型,上下唇肌紧张有较大的改善(图9-23)。严重前突患者,建议正畸-正颌联合治疗。

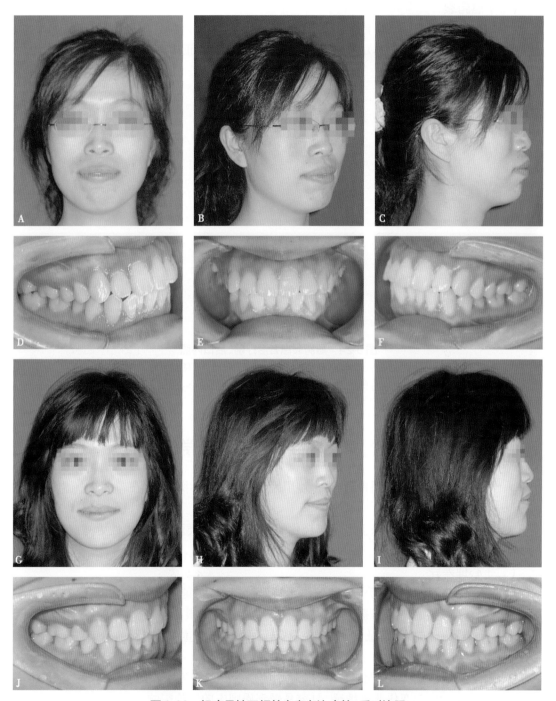

**图9-23 轻度骨性双颌前突患者治疗前、后对比照**

A~C. 治疗前:骨性双颌前突,上下唇外翻,磨牙关系正常

G~L. 治疗后:通过拔牙矫正,内收上下颌前牙,微量舌侧倾斜代偿骨性前突,上下唇外翻改善

### （九）偏颌

轻度偏颌患者可以通过正畸掩饰性治疗，代偿颌骨发育不对称，尽量使牙颌面部对称。重度偏颌患者，建议行正畸-正颌联合治疗。

### （十）唇腭裂

唇腭裂的治疗比较复杂，涉及多个学科。正畸治疗主要是排齐牙齿，调整牙弓的形态，建立良好的咬合关系（图9-24）。颌骨畸形严重者，同样需要正畸-正颌联合治疗。

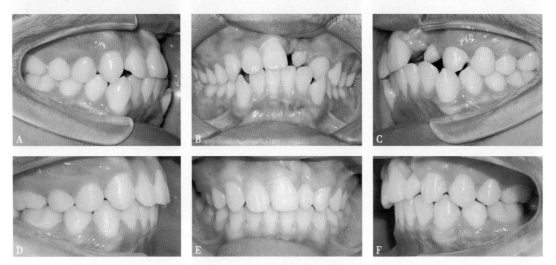

图9-24　唇腭裂患者治疗前、后口内照

A～C. 治疗前：上颌左侧腭裂处，咬𬌗错乱开𬌗，下颌前牙轻度拥挤
D～F. 治疗后：牙齿排列变化明显，达到良好的咬合关系

## 第四节　审美差异性对正畸美学的影响

人们对美的认知受多种因素影响，很难用完全统一的指标衡量，存在较大的个体性差异。

### （一）性别差异

女性对年龄较为敏感，乐于追求年轻化的面容，偏爱Ⅱ类面型，而男性更易被成熟性感的Ⅰ类面型所吸引。

### （二）心理差异

有些人非常重视牙颌面美观，即使错𬌗畸形较轻，也可能会产生焦虑。有些人对容貌的评判，掺杂了强烈的情感因素，就会淡化面部缺憾，"情人眼里出西施"就是这个道理。有的患者因为崇拜有"虎牙"特征的明星，会视"虎牙"为美，将其作为自己的治疗目标。

### （三）年龄差异

未成年患者对"美"没有明确的认知，他们的矫治要求多为家长的意愿。成人已具备成熟的审美能力，对面部变化非常敏感，且容易受到周围人的评价影响。

### （四）知识差异

正畸治疗中，医师、患者都是审美主体，由于专业知识非对等性，许多正畸医师想当然地认为，只要达到标准面型就能获得患者认可，而患者有时可能会觉得治疗结果和他原来的期望有差异。

鉴于不同人对美学的认知不同，正畸医师在设计治疗方案前，应充分了解患者（家长）的社会、经济、教育等背景，患者求诊目的期望以及接受能力等等。

## 第五节　矫治器的美学

随着科学技术的发展和社会的进步，成人正畸比例不断上升，正畸美学要求不仅停留在矫治后美观的改善，对矫治过程要求也越来越高，这就促进了美观矫治器的发展。美观矫治器包括固定美观矫治器、活动美观矫治器以及各种美观附件与保持器。

### 一、传统固定矫治器

#### （一）种类

1928年，美国学者 Angle 发明了具有划时代意义的矫治器——第一代方丝弓矫治器。1970年，美国正畸学家 Lawrence F. Andrews 基于正常的六项标准设计了新型矫治器——直丝弓矫治器。

#### （二）对美学的影响

传统的固定矫治器采用金属材质（图9-25），影响美观。

1. 金属托槽外观　金属托槽粘接在牙齿的唇面，微笑和张口说话时，暴露出矫治器的金属色。

2. 托槽粘接属性　托槽粘接在牙冠上，软垢菌斑容易堆积，导致牙龈红肿、出血。

3. 并发症　托槽周围易脱矿，产生白垩斑、龋损等，影响美观。

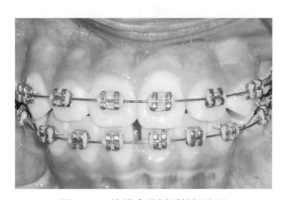

图9-25　传统金属材质的矫治器

### 二、固定矫治器的美学改进

#### （一）个性化托槽

采用深受青少年喜爱的卡通形象，个性化托槽正成为一种美观时尚（图9-26）。目前有米奇形、星形、梅花形、心形等形状可供不同患者选择。

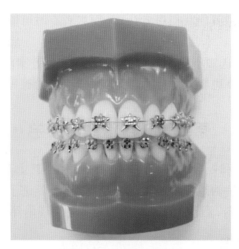

图 9-26　个性化矫治器

## （二）舌侧矫治器

舌侧矫治技术首先于 1976 年由美国医师 Craren Kurz 开始应用（图 9-27）。

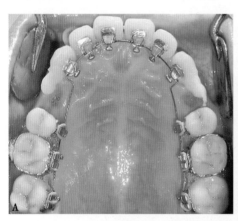
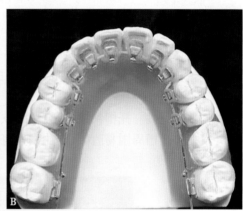

图 9-27　舌侧矫治器

1. 特点　矫治器粘在牙弓的舌侧，不易被看见；不会影响唇的闭合及增加唇面凸度；矫治后，不会出现唇侧白垩斑等影响美观。

缺点：对舌体的刺激、对发音和口腔卫生的影响。托槽脱落率高，患者对矫治器较难适应，尤其是双颌同时矫治。

2. 适应证

（1）选择舌侧矫治器的人群：演员、教师等对美观要求较高人士；或常做运动的青少年和运动员等，避免矫治器损伤唇部。

（2）适合舌侧矫治器治疗的错𬌗类型：可以进行唇侧矫治的患者均可进行舌侧矫治。

3. 非适应证　不适合舌侧矫治器治疗的错𬌗类型：临床冠过短、严重的牙周疾患、严重的颞下颌关节紊乱病（TMD）等。

## （三）陶瓷托槽

陶瓷托槽虽然不能做到完全隐形，但是颜色和牙齿颜色接近（图 9-28），美观效果较传统金属托槽也有很大的改善，也常被正畸医师和患者所采用。

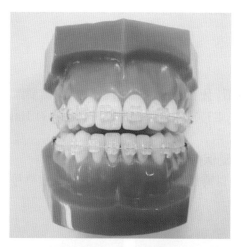

图 9-28　陶瓷矫治器

1. 特点　透明度高，美观的视觉效果，隐蔽性较好。具有极高的硬度，基底与粘接剂之间为化学结合，受力均匀，不易脱落，可减少复诊次数。特殊设计的边缘斜面及翼展，使佩戴更舒适。

缺点：易断裂。患者特殊的饮食习惯（如过多饮用咖啡）、卫生习惯（如使用某些漱口水）或使用唇膏等，可造成托槽染色。体积较大，保持口腔清洁困难，可导致托槽周围牙齿表面脱矿。

2. 适应证　适用金属托槽的患者，陶瓷托槽全部适用，尤其是对美观追求较高的患者，可使其在治疗过程中保持自信的微笑。

### 三、传统活动矫治器

传统的活动矫治器主要由各种卡环、副簧、弓簧、基托、唇舌弓等组成。临床上主要包括𬌗垫式活动矫治器、带翼扩弓活动矫治器、螺旋器分裂基托矫治器（图 9-29）、平面导板矫治器、斜面导板矫治器以及舌簧矫治器（图 9-30）等。

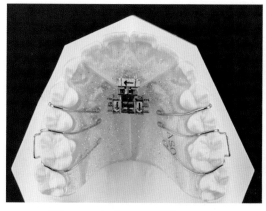

图 9-29　螺旋器分裂基托矫治器

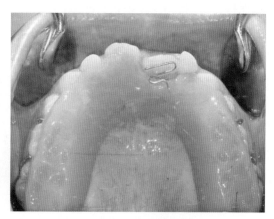

图 9-30　舌簧矫治器

传统活动矫治器的美学缺陷：固位部分的各种卡环、加力部分的各种簧以及连接部位的唇弓多由不锈钢丝弯制，暴露于口腔的唇侧，影响美观；连接部分的基托，由于清洗不净，色素沉着等影响美观。

## 四、保持器

错𬌗畸形矫治结束以后，牙在新的位置上还不稳定，需要佩戴一定时间的保持器，来保持牙在牙槽骨上新的位置，维持矫治效果。常见的保持器有 Hawley 活动保持器、负压压膜保持器以及舌侧保持器。

### （一）传统 Hawley 活动保持器

传统 Hawley 保持器是目前最常用的保持器。它由双曲唇弓、一对磨牙卡环及树脂基托组成（图 9-31）。

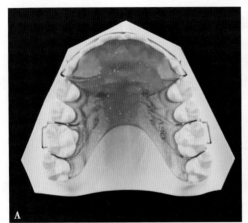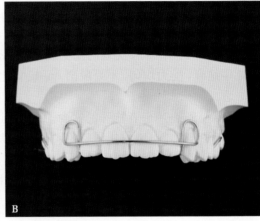

图 9-31　传统 Hawley 保持器

传统 Hawley 保持器的最大缺陷是在患者前牙区的唇侧可见有两个弯曲的一根不锈钢丝，影响患者的美观（图 9-32），同时体积偏大有异物感并影响发音。很多患者就是因为配戴保持器影响到美观，不认真配戴，导致矫治复发。

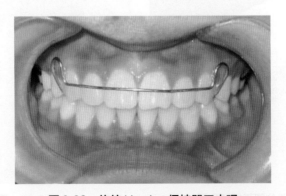

图 9-32　传统 Hawley 保持器口内观

## （二）美观的活动保持器

美观的活动保持器包括改良 Hawley 保持器和负压压膜保持器。

1. 改良 Hawley 保持器　将传统的 Hawley 保持器的唇侧不锈钢丝用透明材料代替（图9-33）。树脂唇弓与牙齿唇面为面状接触，保持效果相对较好。

2. 负压压膜保持器　负压压膜保持器由弹性树脂薄膜制作，覆盖所有牙列的牙冠，有利于咬合关系及牙位的稳定，效果良好。负压压膜保持器色泽透明，外形美观，体积较小，异物感轻，为更多的患者接受（图9-34）。

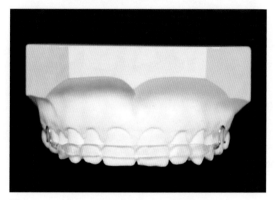
图 9-33　改良 Hawley 保持器

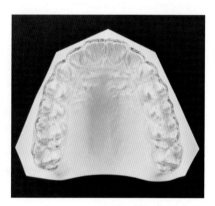
图 9-34　负压压膜保持器

## （三）固定舌侧保持器

将固位丝粘接于尖牙舌侧和切牙舌隆突上的丝状保持器。主要用于下颌前牙拥挤矫治后的保持。其隐藏于舌侧，具有美观效果（图9-35）。

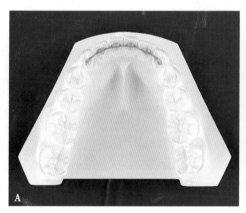
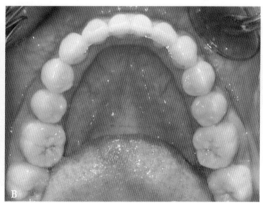
图 9-35　固定舌侧保持器

## 五、功能矫治器

功能矫治器多用于口面肌功能异常引起的功能性错𬌗畸形，也可矫治部分早期的骨性错𬌗畸形，主要包括 FR-Ⅲ 功能矫治器和双𬌗垫矫治器等。

### （一）FR-Ⅲ功能矫治器

FR-Ⅲ功能矫治器是由德国 R. Frankel 医师于 20 世纪 60 年代发明的（图 9-36）。FR-Ⅲ功能矫治器适用于功能性安氏Ⅲ类错𬌗患者；安氏Ⅲ类错𬌗伴有轻度开𬌗倾向患者；也可用于上颌骨后缩发育不足、下颌骨基本正常的患者；或用于上下牙弓大小不协调、需要先经功能矫治器治疗或严重拥挤需拔牙的轻度骨性Ⅲ类错𬌗患者。

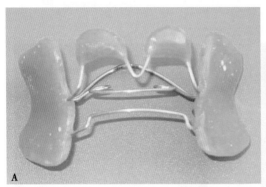
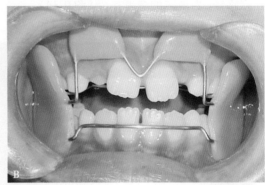

图 9-36　传统的 FR-Ⅲ功能矫治器

### （二）Twin-block 双𬌗垫矫治器

Twin-block 双𬌗垫矫治器是苏格兰 Clark 教授于 1982 年发明的一种改良矫治器（图 9-37）。它由一对树脂咬合垫组成，上下颌咬合时沿斜面滑动，使下颌功能性移位。适用于一些Ⅱ类错𬌗，下颌后缩，伴或不伴有上颌前突或狭窄的患者；Ⅱ类错𬌗伴或不伴有垂直生长不调的患者；也可用于Ⅲ类错𬌗、面部不对称患者等。

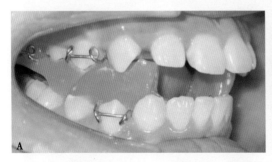
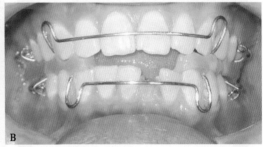

图 9-37　传统的 Twin-block 矫治器

### （三）功能矫治器的美学考虑

传统的功能矫治器美学缺陷与活动矫治器类似，此处不再重复。

为满足青少年喜欢彩色的心理，功能矫治器可采用最新的透明或彩色基托材料，具有各种颜色，同时提高了透明度和光滑度，使得食物残渣及色素不易沉积（图 9-38，图 9-39）。

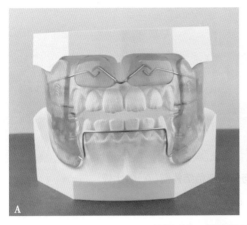
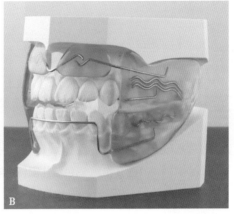

图9-38　美观的FR-Ⅲ功能矫治器

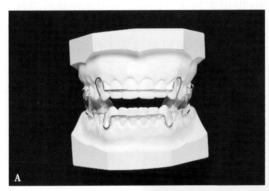
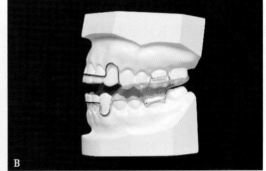
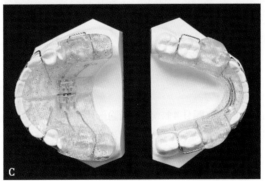

图9-39　美观的Twin-block矫治器

## 六、正畸附件

正畸治疗中应用的传统灰色结扎圈因其颜色灰暗,不符合儿童喜欢彩色的美学心理需求。彩色结扎圈的出现,可以让患者根据自己喜欢的颜色挑选结扎圈,使其觉得整个矫治过程更加美观,色彩斑斓(图9-40)。

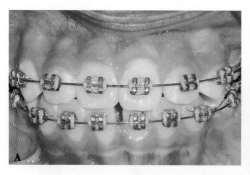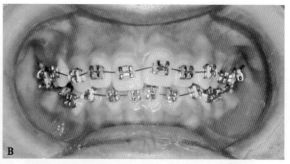

图 9-40 彩色结扎圈（B）与传统灰色结扎圈（A）的比较

## 第六节 无托槽隐形矫治器

无托槽隐形矫治器最早可以追溯到 1945 年，但由于制作方法费工费时未能推广使用，过了半个世纪，1997 年三维计算机图形影像技术的应用成熟才促使大规模和个性化使用隐形矫治器。因其对牙齿的矫治过程不需要弓丝和托槽，所以被称为无托槽隐形矫治器（图 9-41）。

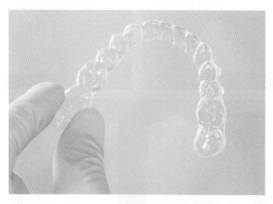

图 9-41 无托槽隐形矫治器

### 一、特点

无托槽隐形矫治技术使用的是透明矫治器（图 9-42，图 9-43），视觉效果佳，受到爱美患者的喜爱。

隐形矫治器摘戴方便，便于清洁，有食物残渣可及时清除，避免牙龈红肿及牙釉质脱矿引起的白垩斑。不会出现托槽、结扎丝和弓丝等对口腔黏膜造成的损伤，患者体验感佳。

隐形矫治前，有软件展示矫治过程和可能结果，便于患者理解矫治过程，符合患者的心理需求。通过更换连续的配套隐形矫治器，牙齿从一开始就朝着最终的位置移动，减少了牙齿的往复移动过程，在一定意义上减少了矫治时长。同时减少椅旁工作时间，可以把更多精力用于矫治方案的制订上，为患者提供更精致的服务。

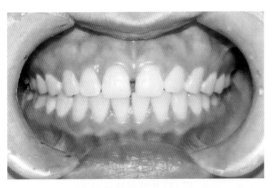

图9-42　患者中切牙间隙，未矫治之前的口内观

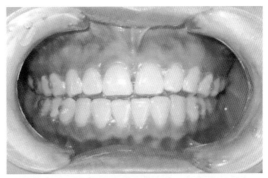

图9-43　患者戴入无托槽隐形矫治器的口内观
视觉效果佳

## 二、适应证

无托槽隐形矫治技术是一项新型技术，目前主要用于一些简单的拥挤和牙间隙病例，也可以用于推磨牙向后病例等。

1. 适合的人群　因隐形矫治技术费用较高，主要适用于经济基础较好或因职业美观要求较高的患者；存在牙釉质缺陷或对金属过敏的患者；牙根过短的患者；牙周状况不良或是对龋齿易感的患者。

2. 适合的错𬌗类型　覆𬌗较浅或者是有轻度开𬌗；轻度牙列拥挤；轻度安氏Ⅱ类错𬌗；前牙深覆𬌗；前牙反𬌗及后牙反𬌗等。

3. 不适合的错𬌗类型　后牙闭锁；切牙伸长；低位尖牙；重度扭转牙（尤其对圆钝牙齿）；Spee 曲线过陡；后牙过度倾斜；埋伏牙。

总之，隐形矫治技术的治疗效果和适应证目前仍有局限性，不能盲目追求美观而影响疗效，适应证的选择需要严格控制。随着矫治材料的改进和矫治技术的进步，再逐步扩大适应证。

# 第七节　正畸并发症的美学影响

固定矫治器部件通过粘接长期固定在牙面上，使得口腔卫生不易维护，可能会出现一些不良问题，主要包括白垩斑、牙龈炎症等。

## 一、白垩斑

### （一）对美观的影响

部分患者在使用固定矫治器的治疗过程中或拆除矫治器后，在牙冠的唇（颊）侧发现牙釉质脱矿导致的白垩斑（图9-44），呈不透明的白垩色、无光泽、形态不规则，多位于托槽粘接处边缘，龈方更明显，严重者局部呈现早期龋损表现（图9-45）。

### （二）白垩斑产生的原因

1. 患者没有及时清除牙面上的菌斑，菌斑堆积，较长时间后，导致牙釉质脱矿形成白垩色变。

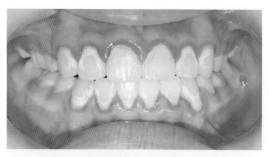

**图9-44 白垩斑**

*不透明的白垩色、无光泽、形态不规则，多位于托槽粘接处边缘，龈方更明显*

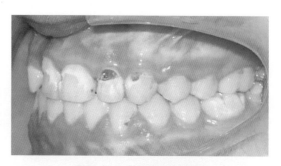

**图9-45 白垩斑导致龋坏**

*22，23牙颈部龋坏明显*

2. 托槽粘接之前酸蚀面积过大，造成医源性白垩色变；未清除托槽周围的多余粘接剂，使得菌斑容易堆积。

## 二、牙龈炎

### （一）对美观的影响

牙龈炎表现为龈乳头和游离龈充血水肿，牙龈表面点彩消失，变得光亮；刷牙或探诊出血；牙龈周围堆积大量菌斑、软垢；部分患者表现为牙龈增生，牙龈组织覆盖部分牙面，使得临床牙冠变短小（图9-46，图9-47）。

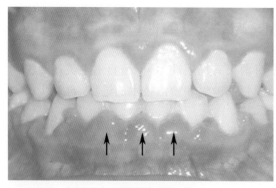

**图9-46 治疗中牙龈红肿**

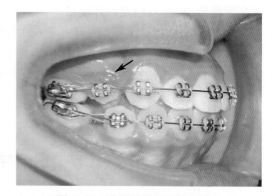

**图9-47 治疗结束时牙龈红肿**

### （二）牙龈炎产生的原因

1. 儿童及青少年患者不重视口腔卫生的维护，家长缺乏对患儿口腔卫生的监督和指导。

2. 托槽、带环及牵引钩等直接与牙龈接触产生刺激；矫治器周围的菌斑堆积诱发炎症。

## 三、牙龈退缩

### （一）对美观的影响

成人正畸中较常见牙龈缘向根方退缩，使牙根外露。牙龈乳头退缩使得牙间隙增大，出现"黑三角"。如果合并食物嵌塞、菌斑堆积等，牙龈退缩将进一步恶化，临床牙冠变长，失去美感（图9-48）。

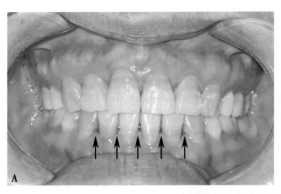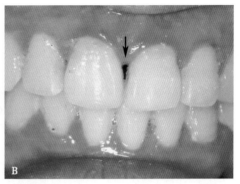

图9-48 牙龈退缩(黑三角)

## (二)牙龈退缩产生的原因

1. 菌斑堆积产生牙龈炎,逐渐发展为牙周组织损害。

2. 不合适的带环放置直接压迫牙龈组织;不良矫治力作用在牙齿上,造成牙槽骨等牙周组织不可逆性损害。

3. 随着矫治年龄的增长,牙龈适应性增生变慢,年龄越大,"黑三角"越容易产生。

## 四、并发症的处理

治疗前和治疗过程中,对患者进行口腔健康教育,指导其维持良好的口腔卫生状况是关键。医师应避免可能的医源性损害,准确酸蚀牙面,准确定位托槽,去净粘接剂,合理地使用矫治附件,使用适合的矫正力度都可以有效避免上述情况的发生。

 **小 结**

不同类型的错𬌗畸形对美学有不同的影响,运用正面观、侧面观、口内观三方面的评价方法,可以帮助正畸医师更好地分析各类错𬌗患者存在的美学缺陷。正畸治疗可为患者纠正各种错𬌗畸形,并产生较好的美学效果。治疗前医师要详细了解患者的个人期望、接受能力,根据个体审美差异调整治疗方案,达到医患双方都满意的治疗结果。矫治过程中,要避免医源性损害或患者不注意口腔卫生而导致的正畸并发症。

(胡荣党)

**思考题**

1. 错𬌗畸形对美观有哪些不利的影响?

2. 正畸治疗有哪些美学效果?

3. 正畸治疗的不良并发症主要有哪些?对美观有何影响?

4. 与传统的固定矫治器比较,常用的美观矫治器有哪些?

5. 正畸治疗的目标是什么?

## 参考文献

1. 韩科，刘峰. 美容口腔医学. 北京：人民卫生出版社，2010

2. 林久祥. 口腔正畸学. 北京：人民卫生出版社，2011

3. WIECHMANN D，RUMMEL V，THALHEIM A，et al. Customized brackets and archwires for lingual orthodontic treatment. Am J Orthod Dentofacial Orthop，2003，124（5）：593-599

4. GIUSEPPE S，KYOTO T. 隐形口腔正畸治疗——当代舌侧正畸学的新概念与治疗技术. 徐宝华主译. 北京：中国医药科技出版社，2005

5. 俞立英. 临床口腔医学——新进展、新技术、新理论. 上海：复旦大学出版社，2008

6. 徐佳瑛. 舌侧正畸的进展. 口腔材料器械杂志，2007，16（2）：86-90

7. ELIADES T，LEKKA M，ELIADES G，et al. Surface characterization of ceramic Brackets：a multi technique approach. Am J Orthod Dentofac Orthop，1994，105（1）：10-18

8. 白玉兴，王邦康. 无托槽隐形矫治技术——口腔正畸的机遇与挑战. 华西口腔医学杂志，2007，25（6）：21-24

9. 傅民魁. 口腔正畸学. 5版. 北京：人民卫生出版社，2007

10. LEVIN L，SAMORODNITZKY-NAVEH G R，MACHTEI E E. The association of orthodontic treatment and fixed retainers with gingival health. J Periodontol，2008，79（11）：2087-2092

11. JOSS-VASSALLI I，GREBENSTEIN C，TOPOUZELIS N，et al. Orthodontic therapy and gingival recession：a systematic review. Orthod Craniofac Res，2010，13（3）：127-141

# 第十章　口腔颌面美容外科

 **学习目标**

**口腔医学专业：**

1. 掌握：临床常用面部轮廓骨组织及软组织的手术适应证；鼻唇畸形整复的适应证及原则。

2. 熟悉：临床常用正颌手术的种类、适应证；面部年轻化与微整形的原理与基本内容。

3. 了解：正颌手术的基本术式；面部轮廓手术的基本术式；微整形的治疗方法；鼻唇畸形整复的基本术式。

**口腔医学技术专业：**

1. 熟悉：面部年轻化与微整形的原理与基本内容；正颌手术的基本术式；面部轮廓手术的基本术式；微整形的治疗方法；鼻唇畸形整复的基本术式。

2. 了解：临床常用正颌手术的种类、适应证；临床常用面部轮廓骨组织及软组织的手术适应证；鼻唇畸形整复的适应证及原则。

## 第一节　面部骨性轮廓整形及正颌外科美容技术

### 一、概述

面部的骨性轮廓主要由上颌骨、下颌骨、颧骨等骨骼组成。下颌角的大小，下颌颏部，上下颌前牙及牙槽骨的前突与后缩，以及颧部的高低，突出与否，直接影响了面部的外形特征。颧骨，颏部等是体现个性特征以及立体感的重要解剖结构，各个突起的协调关系是判断颜面容貌的重要标志。

面部骨性轮廓的整形是患者为了改善面形而实施的面部骨骼手术。这类手术并不是为了治疗疾病，而是通过截骨或者切削骨骼表面等方法来改变面部骨骼，从而满足患者对面部美观的要求。同时随着人民生活改善，大众对美观的要求也大大提高，对面部轮廓改善的手术也渐渐纳入口腔颌面外科治疗的范畴。

### （一）面部轮廓整形手术

面部轮廓的整形是患者为了改善面形而实施的面部骨骼手术。这类手术并不是为了治疗疾病，而是通过截骨或者切削骨骼表面等方法来改变面部骨骼，从而满足患者对面部美观的要求。因此，手术创伤尽可能小，过程要十分安全，并且术前同患者取得良好的沟通，术前设计获得患者的认可才可施行。

### （二）牙颌面畸形治疗手术

先天牙颌面发育畸形的患者是正颌外科的主要接诊对象，患者病情多样，国际上并没有统一的对患者病情的分类方法。在此可简单将牙颌面畸形分为以下 4 类：

（1）上颌畸形：指单纯上颌发育畸形，不伴有下颌畸形；上颌发育不足畸形；上颌发育过度畸形。

（2）下颌畸形：指单纯下颌发育畸形，不伴有上颌畸形；下颌发育不足畸形；下颌发育过度畸形。

（3）双颌畸形：指同时存在于上下颌骨的发育性畸形。

（4）偏颌畸形：指不对称性畸形。

常见的畸形主要有：半侧颜面短小畸形，单侧下颌发育过度，半侧下颌肥大，进行性半侧颜面萎缩畸形等。

经过前述的临床检查，及正、侧位 X 线头影测量、CBCT、模型外科等辅助诊断方法，可以得出确切的诊断结果。对于单纯的牙齿位置异常和牙弓关系失调所引起的牙性错𬌗畸形只需要正畸治疗即可。然而，由颌骨大小异常以及上下颌骨相对位置关系异常所引起的复杂的、累及多个部位的、三维的牙颌面畸形，需要正畸 - 正颌联合治疗。

考虑牙颌面畸形的复杂性，术前需要对截骨的位置，骨块移动方向、距离进行精准的设计，并利用头影测量图的剪裁、模型拼接以及三维计算机辅助设计模拟手术过程，并进行术后效果的预测，最终确定合适的治疗方案。

## 二、临床常见治疗技术

### （一）治疗颧骨、颧弓过突的手术技术

颧骨位于面中部两侧，是面部外观的重要组成部分。颧骨的突度和形态对容貌的影响很大，但是各个种族对于颧骨的审美并不相同。

该类患者面形多呈圆形，颧骨过突，颧弓肥大，面上 1/3、颞窝凹陷；两侧眶外侧缘距离过短。X 线头影测量分析显示面上部与面中部高宽比小于 0.75。

目前降低颧骨突度的方法主要有颧骨磨削法和颧骨颧弓部分截骨法（图 10-1）。因手术切口的不同，可以分为口内龈颊沟切口 + 耳前小切口、经头皮冠状切口、单纯口内龈颊沟切口技术等。

### （二）治疗下颌角肥大的技术

咬肌肥大伴下颌角发育过度，从而使面部长宽比例失调，呈方形，影响外观。下颌角骨质突出增生，导致面下部过宽，称为方颌，或宽面畸形，部分伴有颏部发育不足，称为宽面综合征。

该类患者临床表现为下颌角发育过度，伴或者不伴有咬肌肥大，方形面。X 线头影测量分析显示下颌角张开度减小，甚者接近 90°。

　　目前治疗下颌角肥大的技术称为下颌角成形术,它并非是面部畸形矫治术,而是一种颌面部美容手术。其不单单是切除肥大的下颌角,必要时还需切除肥大的下颌角区的骨外板,并且术后重塑的下颌角应该具有协调自然的轮廓,符合审美的要求。目前临床上下颌角成形术主要有两种术式:下颌角截骨术(图10-2)和下颌角区骨外板截除术。

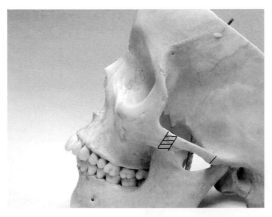

图 10-1　颧骨、颧弓截骨降低术示意图

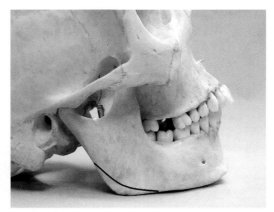

图 10-2　下颌角截骨术示意图

### (三) 治疗颏部畸形的技术

　　颏部是面部较为突出的部位之一,同颧骨、下颌角一样,无论是正面观还是侧面观,颏部的形态对于颜面部的整体外观都有着重要的影响。20 世纪 40 年代开始出现了现代意义上的外科手段矫治颏部畸形的方法:颏部骨切开成形术,简称颏成形术。颏成形术是包括矫治颏部发育不足、颏部发育过度以及颏部偏斜畸形等颏部在三维方向上异常的外科矫治方法。目前临床上矫治各类型颏部畸形的术式包括:颏后退术、颏部切开植骨增高术和颏部偏斜矫治术等。最常采用的手术方法是水平骨切开颏成形术(图10-3),该法以下颌骨颏部舌侧口底肌肉为血供,能够矫治各种常见的颏部畸形。

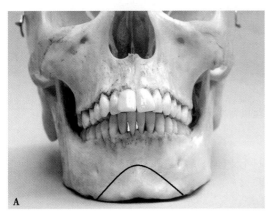

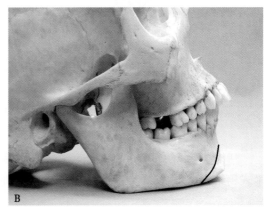

图 10-3　水平骨切开颏成形术示意图

A. 正面观　B. 侧面观

### （四）正颌外科手术技术

在正颌外科的临床实践上，经过对上、下颌的发育情况评估，常选用不同的术式对牙颌面畸形进行矫治。

**附：正颌外科常见几种手术方式示意**

1. 上颌前部节段性骨切开术（图 10-4）

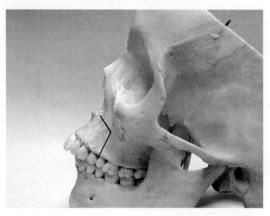

图 10-4　上颌前部节段性骨切开术示意图

适应证：此法主要适用于上颌前牙及牙槽前突畸形；亦可配合其他手术方法矫治双颌前突畸形。

2. LeFort I 型截骨术（图 10-5）

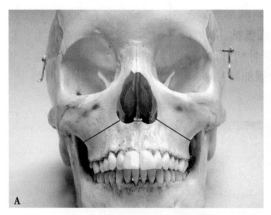
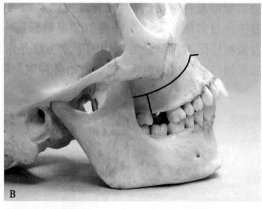

图 10-5　LeFort I 型截骨术示意图

适应证：此法可用于矫治上颌前后向、垂直向发育不足，上颌垂直向发育过度；与其他术式相结合可以矫治累及下颌骨的牙颌面畸形。

3. 下颌支矢状骨劈开术（图 10-6）

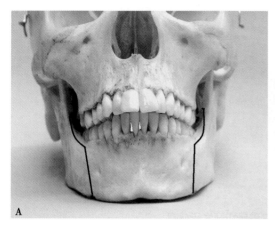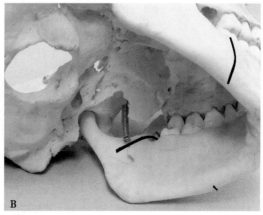

图 10-6　下颌支矢状骨劈开术示意图

　　适应证：此法主要适用于矫治下颌骨发育不足引起的小下颌畸形，亦可矫治真性下颌前突，亦可协同其他手术方法矫治双颌畸形。

4. 下颌支垂直骨切开术（图 10-7）

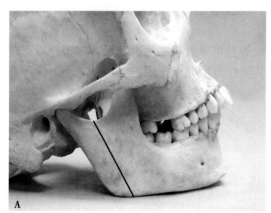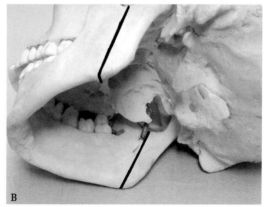

图 10-7　下颌支垂直骨切开术示意图

　　适应证：临床上主要用来矫治下颌前突以及偏颌畸形，同样也可以配合其他术式矫治双颌畸形。

5. 下颌前部根尖下骨切开术（图 10-8）

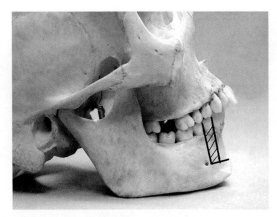

**图 10-8 下颌前部根尖下骨切开术示意图**

适应证：此法适用于矫治下颌前部牙及牙槽骨过度前突而引起的牙颌面畸形。

## 第二节　面部软组织轮廓美容技术

对于东方人而言，瓜子形、椭圆形、圆形和方形是最常见的 4 类面形（图 10-9）。其中瓜子形和椭圆形可彰显女性的妩媚、温柔、恬静的气质，方形可衬托出男性的彪悍和刚毅，带有较强的性别特征。

病理状态下，如外伤、先天性畸形、肿瘤切除等也可导致面部轮廓畸形。本节针对可能导致患者颌面软组织轮廓不协调的主要原因及其治疗方法进行介绍。

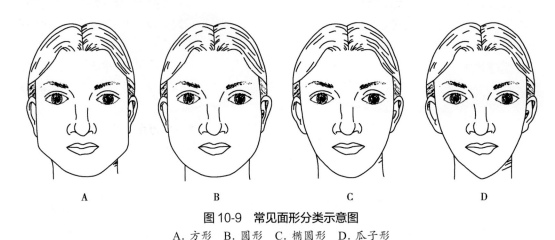

A　　　　　　　　B　　　　　　　　C　　　　　　　　D

**图 10-9 常见面形分类示意图**
A. 方形　B. 圆形　C. 椭圆形　D. 瓜子形

### 一、颊脂垫肥厚的治疗

面颊部形状在很大程度上与颊脂垫（buccal fat pad，BFP）的组成和位置相关，其又称为颊脂垫，位于颧弓至下颌骨之间的中 1/3，在侧位像上占据中心位置。在婴幼儿期颊脂垫很明显，随着年龄的增大会逐渐退化。如果成年后退化不全或肥胖都可造成颊脂垫肥厚，从而使人的面部呈圆形婴儿样脸形（俗称婴儿肥）。

目前单纯的颊脂垫肥厚，主要是通过手术达到改善面颊部容貌的目的。在今天的整形美容医学技术支持之下，颊脂垫切除手术可以更好地帮助人们进行面部轮廓修整，使其颊部呈轻微凹陷，从而使颊部四周的轮廓结构清晰，曲线流畅，以获得更为理想的面形。

颊脂垫摘除术主要用于：

1）排除咬肌肥大和下颌骨间距过宽的患者。

2）脸形较胖、较圆，尤其是面中部肥胖者。

3）双侧脸形不对称者。自觉颊部丰满，局部轮廓和周围的界限不清，影响美观的患者。

颊脂垫摘除术能够改善因为颊脂垫肥厚而造成的过于丰满的面形，但单纯采用这一手术方法可能不能达到理想的术后效果，所以在准备手术实施之前，医师需要与患者充分沟通，达成一致的治疗目标。通常，在实施颊脂垫摘除术的同时可根据患者自身具体情况，配合进行下颌角成形术、咬肌萎缩术，或后续行 A 型肉毒毒素咬肌多点注射，联合治疗的效果会更加理想。

## 二、咬肌肥厚的治疗

咬肌是影响下面部外形的重要因素之一。咬肌作为提下颌肌群之一，是一斜行走向的长方形肌肉，覆盖于下颌骨升支外侧。咬肌肥大多伴有下颌角向下方及侧方的发育过度，从而使面部长宽比例失调，正面观可见面形较宽，呈阶梯状，侧面观下颌角区棱角分明。单纯的咬肌肥厚又称为咬肌良性肥大，其可能与遗传和咬肌活动过度等因素相关。

目前治疗咬肌良性肥大的方法主要有 A 型肉毒毒素注射治疗和手术切除部分咬肌。

### （一）注射治疗——A 型肉毒毒素注射法

肉毒毒素（botulinum toxin）是由革兰阳性厌氧芽孢肉毒杆菌在繁殖过程中所产生的一种细菌外毒素。不同菌株可产生 8 种不同的抗原型，以 A 型肉毒毒素的毒性最强，运用范围最广。

肉毒毒素最早应用于眼科疾病的治疗，包括斜视、眼睑痉挛，后来在皮肤美容和整形外科中得到进一步扩展应用，如除皱、除汗及治疗咬肌肥大等，这些技术都已证明了其安全性和有效性。

A 型肉毒毒素主要用于治疗咬肌肥大而非下颌骨骨性宽大的方形脸患者。由于医师操作技术及患者个体差异等原因，术后可能出现双颊凹陷、咀嚼无力、双侧不对称等并发症，应及时对症处理。

### （二）手术治疗

对于单纯性咬肌肥大者，可采取注射疗法使咬肌体积缩小，达到改善面部轮廓的目的。但对于下颌骨大合并咬肌肥大的复合型患者，则不应期待仅通过注射即可使下面部发生明显改变，常规采用下颌角弧形截骨或下颌角外板磨削术结合部分咬肌组织切除术，此时部分咬肌组织切除术为辅助手段。大部分下颌角复合型肥大患者通过此法，均能达到较为满意的面部轮廓效果。

手术治疗主要适合下颌骨大合并咬肌肥大的患者或注射治疗无法完全改善面部轮廓的患者。

因咬肌部分切除术有一定的手术创伤，会出现一定程度的出血、水肿、疼痛、张口困难，恢复一段时间并做好术后护理会自行恢复。

且肌肉具有收缩性，其体积测量较为困难，尽管术中估计切除量，但不够精确，如术后仍有明显的双侧不对称，可根据患者情况在较肥厚一侧注射 A 型肉毒毒素，调整疗效。

手术切除部分咬肌的操作复杂，且费用较高，风险较大，较难把握肌肉的切除量和切除深度，不仅效果不理想，还容易增加出血、水肿、感染、造成面部两侧不对称等并发症，目前临床上运用较少。

口内入路因手术切口隐蔽，无皮肤瘢痕遗留，患者乐于接受，是目前颌面外科最常见的手术方法（图 10-10）。

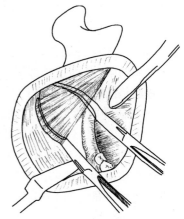

图 10-10　咬肌切除手术示意图

### 三、面部脂肪抽吸术和充填术

人体主要靠面部皮肤、皮下脂肪、肌肉和颊脂垫形成柔软、光滑而又富有弹性的颊部。但如果面部皮下脂肪过多，会显得比较胖，过于笨拙；面部皮下脂肪过少又不饱满，产生皮肤皱纹而显得苍老。这两种情况都有去除面部皮下脂肪或补充面部皮下脂肪的必要。

#### （一）面部脂肪的临床解剖

脂肪及面颈部浅筋膜，构成了面部基本轮廓。面部容貌及每个人独特的外貌特征，在很大程度上取决于决定面部大小与轮廓的脂肪。

面颈部皮下脂肪被面部表浅肌肉腱膜系统（superficial musculoaponeurotic system，SMAS）分为浅和深两层。所谓 SMAS 是指存在于颅面颈部皮下脂肪层中的一个连续的解剖学结构层，由肌纤维、腱膜组织构成。SMAS 包绕表情肌，并参与面部的各种表情活动。这些浅层脂肪在面颈部的分布连续但并不均匀，在颊部浅层脂肪最为致密，尤其是在鼻唇沟和颊下部周围、颏前区、眉间区以及颈前区。SMAS 深层的脂肪并不丰富，约占面部总脂肪量的 44%。与浅层脂肪不同的是，深层脂肪并不连续，期间有少量细薄的纤维间隔分隔。位于颞部、眼周、颊前部、颊中部和颏下区域的深层脂肪密度较高。

#### （二）面部脂肪抽吸术

面部脂肪抽吸术主要适用于面颈部的皮肤弹性好，经测量皮下脂肪厚度超过 1cm 的患者。因使用激素所致的满月脸不适用此治疗技术。

目前常用的吸脂方式是肿胀麻醉脂肪抽吸技术。行吸脂手术特需的手术器械主要有：肿胀麻醉针头、负压吸引器、脂肪抽吸头等。

术后可能出现的并发症有面部表面短暂轻微的不平整，术后血肿、感染、周围神经损伤等，应密切观察、及时对症处理。

#### （三）面部软组织脂肪填充术

面部软组织的脂肪充填主要适用于：面颊部凹陷缺损畸形（如进行性单侧颜面萎缩、面部软组织发育不良等），面部手术、外伤性瘢痕所致的凹陷；面颊部消瘦而要求整形的患者。

（1）吸脂：对于面部软组织的脂肪移植的来源，常选择腹部、侧腰和大腿作为吸脂供区。一般面颊部脂肪充填所需脂肪的量较少，故此所要设计的抽吸脂范围无需过大（图 10-11）。

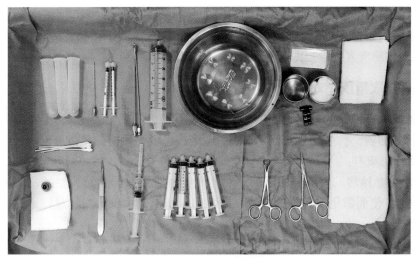

图 10-11 部分吸脂用器械

（2）抽吸后的脂肪处理：将收集的脂肪静置或离心后过滤去除多余液体和脂滴，留取纯净的黄色颗粒脂肪备用。临床上常通过不同的措施对脂肪成分进行分离、消化，以提高脂肪内各成分的活性及存活率（图 10-12）。

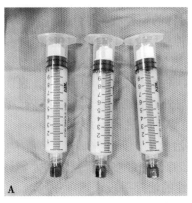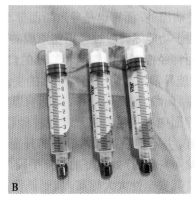

图 10-12 吸取后的脂肪

A. 离心前　B. 离心后

（3）脂肪的注射：首先标出颜面萎缩部位或需要充填的部位。将注射针先插入凹陷处的浅筋膜深层的最远端，边退边推出脂肪颗粒，均匀铺开。注射完浅筋膜深层，再注射深筋膜浅层，并根据面颊部的凹陷萎缩程度来决定注入的脂肪量。

（4）脂肪移植充填术后可能发生的并发症主要有脂肪栓塞综合征和脂肪移植吸收：脂肪栓塞可能会造成患者失明、脑梗甚至死亡。眶周及翼点是注射的高危区域，术中应保证回抽、动作轻柔，防止并发症的发生。

由于注射后的部分脂肪细胞未能及时获得血液供给，未成活的脂肪可能液化，导致移植的脂肪体积减少。液化的脂肪中一部分可能被吸，另一部分可能从原注射口流出。当脂肪吸收，出现凹陷形态不满意时，可在 4～6 个月后进行第二次注射。

面部软组织的形态在很大程度上影响着面部轮廓的清晰度和对称性。应从整体出发，综合考虑患者的条件，从微创角度考虑，循序渐进，综合运用一系列的美容整形技术，有目的、有计划地实施美容整形，以期达到最好的治疗效果。

### 四、面部软组织不对称及其治疗

人的面部总有细微的差异，细微的不对称并不影响美观，但严重的不对称会影响患者美观，进而影响其社交，并可能出现心理疾患，这些患者需要得到及时诊治。面部不对称的原因及其治疗对策有：

1. 颌骨发育异常　大部分的面部不对称源于颌骨发育异常。典型的临床表现为一侧脸长于对侧脸，使面部呈现异样的曲线。因骨组织引起的面部不对称最好通过颅面外科手术矫正。

2. 软组织量　颌面部软组织的量不同也会引起很明显的不对称。可通过移植或注射软组织填充物治疗，如自体颗粒脂肪移植或人工合成材料移植。

3. 肌肉发达程度　面部不对称也可由两侧的肌肉发达程度不同造成，如患者长期单侧咀嚼导致的废用侧失用性萎缩，功能侧咬肌代偿性增厚。可根据实际情况选择单侧咬肌肉毒毒素注射或咬肌下颌骨联合手术治疗。

4. 皮肤松弛程度　两侧脸颊因皮肤松弛程度不同而导致的颜面不对称。可采用注射肉毒毒素达到紧致皮肤，去除皱纹的目的。

除了上述病因外，面瘫也是导致颜面部不对称的一种潜在性疾病。

面瘫是由于功能障碍或神经损伤造成的面神经所支配的肌肉功能异常，多发生于单侧，年龄不限。面神经控制人的情绪和脸部的自主表情肌，但面神经是人体中最容易瘫痪的神经之一，其功能异常常常影响患者正常的生活。面瘫不仅影响患者外形，表现为口眼歪斜，不能完成抬眉、闭眼、鼓腮等动作，还影响患者与外界的语言交流与社交活动。

以往治疗面瘫多采用面部悬吊或神经移植等手术进行治疗，但手术创伤及风险较大，术后易留瘢痕，并不能获得非常满意的外观矫治效果。近年来，肉毒毒素治疗给面瘫患者提供了一个较为安全、疗效较好的治疗手段。该疗法需经多次反复注射才能达到一定疗效，相对手术而言其安全性大大提高，属于低侵入性的治疗手段。该项技术涉及面部多个肌肉群，必须充分掌握面部的神经肌肉结构，细致分析其作用机制，故想要掌握这项技术较难。只有持续不断改进方法，不断积累经验，才能更进一步提高疗效。

## 第三节　面部年轻化与微整形美容技术

### 一、面部除皱手术

#### （一）手术技术
目前用于消除面部的手术技术主要有：SMAS 除皱术、FAME 技术、深层除皱术、MACS 除皱术、骨膜下除皱术及内窥镜除皱术等。

#### （二）面部除皱手术并发症
因除皱手术分离层次多而复杂，分离平面广泛，故各种并发症的发生难以避免。并发症发生率与术者的技术水平、患者的身体条件，及术前准备、术后处理有直接关系。常见的并发症有：血肿、神经损伤、皮肤坏死、秃发、感觉异常和产生增生性瘢痕等。

## 二、注射美容技术

### （一）肉毒毒素注射美容

在前面我们已经介绍了肉毒毒素注射在治疗咬肌肥大时的作用，由于其可选择性地使肌肉无力或麻痹，并发生神经支配性萎缩，如果注射在表情肌，可出现局部肌肉松弛，皱纹减少。一般通过注射，皱纹改善可维持4～6个月不等。皱纹复发后可再次注射。

肉毒毒素注射后可能出现的并发症主要有：上睑下垂及眉下垂、头痛、麻木及眉部肿胀与瘀斑、皱纹复发、眼睑闭合不全、声音嘶哑、复视等。医师应严格掌握并发症及其对应的处理方法。

### （二）透明质酸注射美容术

透明质酸（hyaluronic acid，HA）又称玻尿酸，是一种天然多糖类，外观透明，其具有很强的保湿功能，在人体中存在的透明质酸成分是支撑皮肤弹性的必要成分。透明质酸注射后会逐渐被人体代谢吸收，每次可维持6～18个月的效果。

透明质酸主要用于面部容积不足的充填治疗和重力性皱纹（如法令纹等）的充填。

当血管内注射透明质酸或者透明质酸过量使用，都会导致皮肤因压迫或皮下血管丛栓塞而缺血，患者皮肤会在几小时内变色，并且24小时内可见皮肤坏死、溃疡。注射透明质酸后可能发生过敏反应：极少数人会在注射局部出现红肿发痒，此时即可涂用皮质激素软膏或用针头插入将其透明质酸挤出。

## 三、面部其他微创年轻化治疗

### （一）光子嫩肤技术

光子又称强脉冲光（intense pulsed light，IPL），是一种宽谱可见光。光子嫩肤技术是利用光子的良好光热能量有效地作用于目标组织，使目标组织受热产生局部组织学变化，从而治疗一些皮肤病，改善皮肤质量和产生脱毛的效果，是对皮肤无损伤的一种光学医疗新技术，它的特点是无创、无痛，无后续护理，不影响工作和生活。

光子嫩肤技术主要适用于提高面部皮肤的细嫩程度、去除或减小毛细血管扩张、清除或淡化色素斑、改善细小皱纹、增强皮肤弹性、收缩毛孔、减淡痤疮瘢痕、去除多余毛发。

光子治疗的并发症主要是发生不同程度的灼伤并引起色素沉着发生。因此，必须试行小治疗能量治疗后再逐步增加能量。一旦发生应按灼伤局部涂药治疗。色素沉着则主张服用维生素C，并让其自行消退。

### （二）射频美容技术

传统的激光技术虽然能够消除皱纹和使松弛的皮肤变紧，但术后恢复期长且有持续性的红斑、色素改变、感染和瘢痕形成等副作用。而射频（radiofrequecny，RF）作为一种非侵入式的治疗方式其疗效好，副作用少。

射频除皱技术的原理是：射频波穿透表皮基底黑色素细胞的屏障，加热真皮层胶原纤维至55～65℃，胶原纤维收缩，使松弛的皮肤皱纹拉紧，同时热效应使胶原增生，新生的胶原重新排列，数量增加，修复老化受损的胶原层，从而达到除皱紧肤的目的。

射频除皱技术主要适用于改善前额、眼眶周围，鼻唇沟和面颊皱纹及皮肤松弛的情况。射频美容治疗后一般少出现副作用，是较安全的一种美容技术。

## 第四节　唇、鼻畸形的美容外科治疗技术

### 一、重唇及厚唇的美容外科治疗

重唇畸形分为先天性重唇畸形和后天因外伤后形成的重唇，还有极少数是因为黏液腺囊肿形成的；上下唇均可发生，但下唇重唇少见。

重唇表现在唇珠直嵴两侧唇黏膜组织过度增生。当患者闭口时，唇明显增厚，呈双层改变，正常的唇吻线消失。患者在张口时可见明显的二层唇缘，其面有深浅不等的唇沟，内层红唇呈较松弛而肥厚的皱襞，并受上唇系带的牵拉而分为左右两半。此种畸形虽不多见，且因重唇畸形无大痛苦，未引起患者的足够重视，导致因其至医院就诊者少。

厚唇是指红唇部过厚，下唇的宽度大于上唇，侧面观下唇突于上唇前方，或上下唇均较正常偏厚，外观不美，无明显病理改变。多见于下唇。

重唇和厚唇是有区别的。在手术修复先天性重唇时，除了一般修薄外，最重要的经验是：要切除松解横沟及横沟内的绒毛部和彻底摘除黏膜下增生的黏液腺，并注意与深部肌肉作固定缝合，以防复发（图 10-13）。

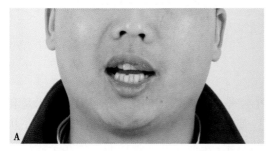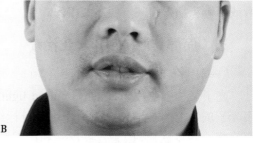

**图 10-13　重唇**

A. 治疗前　B. 治疗后

### 二、鼻部美学整形及畸形整复

鼻位于面部正中，高耸突出，对颜面美观的影响极大。面貌在一定程度上反映人的性格。鼻体矮小，给人平庸之感。鼻头肥大，人显得笨拙。鼻背隆起如驼峰，鼻尖下钩如鹰嘴，给人奸诈之感。因此，目前鼻整形术已成为整形外科医师施行最多的手术之一。

#### （一）常见的鼻部畸形

1. 鼻尖肥大　鼻尖的肥大可能是由于鼻头的皮肤厚及脂肪多而导致，也可能由于外鼻软骨过大所引起。

2. 鼻翼过宽　表现为鼻低塌、肥大。

3. 宽鼻缩窄　表现为鼻背骨过宽。

4. 鹰钩鼻或驼峰鼻　多由先天性鼻梁部鼻骨和软骨发育高大畸形所致，多见鼻梁突出、

鼻宽而长，常表现为棘状突起，若伴有中隔软骨和鼻侧软骨生长，鼻尖下垂，我们又称它为"鹰钩鼻"。

### （二）综合隆鼻术

综合隆鼻术又称为鼻综合手术，是目前我国美容外科手术中数量仅次于重睑术的一种美容手术，它主要适应于各种鼻梁平坦凹陷的低鼻、鞍鼻及鼻尖低塌、鼻小柱短小等成年人。目前，手术运用的材料基本分为两类，一方面随着工艺的进步，人工材料得以迅速发展，硅橡胶、膨体等材料在鼻整形中得到广泛应用；但自体软骨，以其低排异性、低感染率、自然美观、安全等优点，仍受到广大医师及患者的偏爱和青睐。其中应用最多的为肋软骨、鼻中隔软骨、耳软骨等。

### 小 结

美容外科是一门以人体美学理论为基础，运用审美、心理与外科技术相结合的手法，对人体美加以修复和再塑，或对一些损容性疾病给以治疗，在保持功能完整的基础上以增进其形态之美感为目的的学科。

口腔颌面美容外科是美容外科的一个分支。与其他科医师略有不同，对美容外科医师来讲，在审美、了解患者心理、沟通能力等方面有更高的要求。并且医师应对颌面部解剖有十分清晰的理解，如：SMAS 的解剖在面部除皱术中的意义，面部肌肉的解剖在肉毒毒素注射治疗中的意义，面部的层次解剖在透明质酸注射中的意义等。

（王 杭）

### 思考题

1. 矫治下颌发育过度的术式有哪些？
2. 咬肌肥大的治疗方法有哪些？
3. 简述面部软组织脂肪充填术的步骤。
4. 面部除皱有哪些治疗方法？

### 参考文献

1. 于海洋，胡荣党. 口腔医学美学. 3 版. 北京：人民卫生出版社，2015
2. 张志愿. 口腔颌面外科学. 7 版. 北京：人民卫生出版社，2012
3. 胡静. 正颌外科学. 3 版. 北京：人民卫生出版社，2010
4. 宋儒耀. 美容整形外科学. 3 版. 北京：北京出版社，2002
5. 黄绿萍，归来，张智勇，等. 下颌角肥大矫治术及其常见并发症的处理. 中华整形外科杂志，2003，（5）
6. 科尔曼，马佐拉，陈育哲，等. 科尔曼脂肪注射 - 从充填到再生. 北京：人民军医出版社，2014
7. 周宇，李森恺，李强. 面部除皱术的外科进展. 中国美容整形外科杂志，2017，（1）

8. 冯育洁，赵俊英. 强脉冲光嫩肤疗效评价及病理变化的研究. 中华医学杂志，2007，（20）

9. 朱胜军，叶飞，尹超，等. 厚唇与重唇修薄手术方法的改进. 中国美容医学，2010，（6）

10. LEMPERLE G，MORHENN V，CHARRIER U. Human histology and persistence of various injectable filler substances for soft tissue augmentation. Aesthetic Plastic Surgery，2003. 27（5）：354-366

# 第十一章　口腔美容保健

**学习目标**

**口腔医学专业：**

1. 掌握：口腔保健对容貌美学的重要性；牙齿健康美观的标准；牙龈健康美观的标准。

2. 熟悉：普通人群的常用口腔美容保健方法；特殊人群的口腔美容保健方法。

**口腔医学技术专业：**

1. 掌握：牙齿健康美观的标准。

2. 熟悉：口腔保健对容貌美学的重要性；牙龈健康美观的标准。

3. 了解：普通人群的常用口腔美容保健方法；特殊人群的口腔美容保健方法。

## 一、口腔保健对容貌美学的重要性

随着生活水平的逐渐提高，人们对物质和精神生活质量越来越重视，容貌外观成为评判外观吸引力的重要因素，在颜面各器官及结构中，面下 1/3 部分与颜面部整体吸引力密切相关。

1. 健康口腔是容貌美观不可或缺的一部分　健康的牙殆系统不仅使人能充分地咀嚼，享受美味佳肴，美观健康的牙齿也已成为现代人衡量美的重要标准之一，能给人留下深刻美好的印象。牙齿美观赋予人们的不仅仅是一个健康的形象，更是个人无可取代的魅力名片。

2. 口腔保健对颌面部生长发育的积极影响　颌面部的生长发育受多种因素制约，各个组织的生长发育是互相影响的，例如乳牙的早失会影响恒牙的正常替换，不良的口腔习惯会阻碍牙颌面软硬组织向正常形态生长，这些改变会降低颜面部美观，甚至可能影响个人的心理健康。积极的口腔保健可以减少错殆畸形的出现，促进颌面部正常的生长发育。

3. 口腔保健可以减缓颌面部衰老　随着年龄增长，牙齿切端牙釉质磨耗，牙本质暴露，牙齿明度降低，彩度升高，面部皮肤逐渐松弛，褶皱增多，鼻唇沟变深，出现衰老面容。前牙的缺失还会造成口角塌陷，上唇唇形扁平，无牙颌老年人则由于面下 1/3 缺乏足够的垂直距离，面部肌肉张力减弱，在影响咀嚼和发音功能的同时也会影响颜面部美观。积极的口腔保健可以有效促进牙齿健康，减少牙齿缺损缺失，加强面颊部肌肉锻炼，延缓衰老面容的出现。

## 二、普通人群的口腔美容保健

### （一）牙齿健康美观的标准

1. 颜色　正常恒牙的牙冠呈淡黄色或浅黄色，随着年龄的增长，牙齿的颜色会发生改变，明度逐渐降低，彩度逐渐升高。乳牙透明度低，呈乳白色，较替换的恒牙明度高。

2. 形态　双侧同名牙的大小形态相似，左右对称。从正面观，上颌中切牙宽度与侧切牙宽度比为 1∶0.618（图 11-1），每颗牙齿颈缘的形态相似。

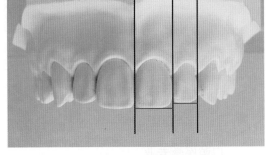

图 11-1　上颌中切牙与侧切牙宽度比

3. 排列　全口牙齿排列整齐，无牙齿缺失，上下颌中线对正、居中，无牙齿扭转，牙列中无间隙，上下颌𬌗曲线正常，无错𬌗畸形。微笑时上颌前牙切缘连线与下唇上缘弧度一致，牙弓形态与面型相协调。

4. 咬合关系　上下颌牙齿呈尖窝咬合，最好为中性咬合，即上颌第一恒磨牙的近中颊尖咬合于下颌第一恒磨牙的近中颊沟，上颌第一恒磨牙的近中舌尖咬合于下颌第一恒磨牙的中央窝。除下颌中切牙与上颌最后一颗磨牙外，下颌每颗牙齿保持着与上颌两颗牙齿的接触关系；反之，上颌每颗牙齿也保持着与下颌两颗牙齿的接触关系。

5. 健康　全口牙齿无龋坏、无变色、无疼痛感。牙齿清洁，无牙菌斑、色素沉着、牙结石等，口气清新。

### （二）牙龈健康美观的标准

1. 颜色　健康的牙龈呈粉红色，部分人群牙龈表面有点彩。

2. 形态　牙龈边缘菲薄紧贴牙面，龈缘线呈反波浪状，牙龈乳头呈锥形，整齐的充满相邻牙牙间隙（图 11-2），牙龈平面左右对称。

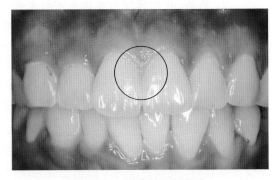

图 11-2　健康的牙龈乳头

3. 质地　正常牙龈组织质地坚韧。

4. 健康　探诊不出血，无龈沟溢脓，无牙周袋、无牙龈退缩，龈沟探诊深度不超过 3mm。

### （三）常用口腔美容保健方法

1. 正确刷牙　刷牙是保持口腔清洁和健康的有效方法，与其他口腔保健措施相比，刷牙适用于所有人群，具体的刷牙方法可详见《口腔预防医学》。此外，选用电动牙刷可以更容易控制刷牙的时间和力度，达到较好的刷牙效果。

2. 叩齿　轻微闭口，上下颌牙齿相互轻轻叩击数十次，所有牙齿要均匀接触，注意用力不可过大，保持一定的节奏，早晚各一次。叩齿可以发挥类似咀嚼运动形成的刺激，有益于口腔健康。经常叩齿，还可以维持咬肌丰满度，在一定程度上减缓因年老机体萎缩造成的面部凹陷，但需要注意的是，已经患有牙周炎症的患者不能采用此种保健方法。

3．鼓漱及运舌　闭口鼓腮做漱口动作 1～2 分钟，用舌尖在牙齿的内外上下按摩 1～2 分钟，每天进行 2 次。鼓漱及运舌时口内唾液分泌增多，等唾液满口时，再分几次慢慢咽下，初时可能唾液不多，多加练习就会增加。唾液有杀菌、清洁口腔、防治牙龈炎的作用，故此方法能清洁牙齿及口腔黏膜，增强口腔的自洁作用，使牙齿更加健康美观，防止口苦口臭。同时，鼓漱及运舌也可以锻炼面颊部肌肉，减缓颜面部衰老。

4．牙龈按摩

（1）口外按摩：刷牙后，将示指放在牙龈相应的口外皮肤上，由左至右按摩各个部位的牙龈，按摩方向为牙根至牙冠方向，轻轻按揉，或做小圈状旋转按摩（图 11-3）。

（2）口内按摩：刷牙后，用清洁的示指放在口内牙龈上，按摩方向为牙根至牙冠方向，轻轻按揉，或做小圈状旋转按摩（图 11-4）。若有条件，可戴消毒指套按摩。

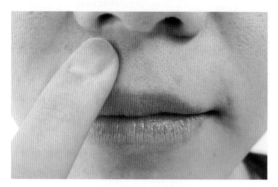

图 11-3　口外按摩

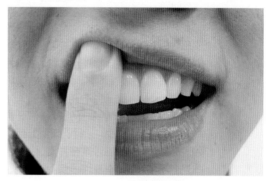

图 11-4　口内按摩

牙龈按摩可以加快牙龈组织的血液循环，提高牙周组织对外界损伤的抵抗力，减少牙周疾病的发生，对牙龈退缩有一定效果，但需要长时间坚持才能见效。而且需要注意的是，在牙周炎急性发作期不能进行牙龈按摩。如牙结石较多，还应先进行牙周洁治。

5．正确咀嚼　双侧咀嚼，如经常使用单侧牙齿咀嚼，不用的一侧缺少生理性刺激，易发生牙周组织的失用性萎缩；另外，偏侧咀嚼易引起颜面部不对称，影响美观。

6．纠正口腔不良习惯　常见的口腔不良习惯有口呼吸、吮指、吮颊，咬唇、吐舌、舔牙、咬物、异常吞咽、偏侧咀嚼等。儿童口腔不良习惯是形成错𬌗畸形的主要病因之一，长期得不到纠正会影响颌面部正常的生长发育。治疗首先从教育引导着手，说服儿童自觉纠正口腔不良习惯，如果说服无效则应采取一些强制措施，如佩戴矫治器等。

7．谨慎用药　孕期、哺乳期和婴幼儿慎服某些药物，如四环素、金霉素、多西环素等，此类药物可使牙齿釉质发育不良，影响牙齿美观。

8．合理膳食　合理摄入各种食物，粗细粮、荤素搭配，多吃谷类，保证鱼、肉、蛋、豆类、蔬菜和水果的摄入，多吃富含维生素的食物，维生素具有调节机体物质代谢作用，并且与口腔的健康也有密切的关系。

### 三、特殊人群的口腔美容保健

#### （一）儿童口腔美容保健

乳牙是儿童咀嚼器官的重要组成部分，健康的乳牙才能发挥正常的咀嚼功能，有利于消化和吸收，并给予颌面部的骨骼和肌肉功能性的刺激，使颌面部正常发育。龋坏的乳牙治疗不及时，可引起牙髓和根尖病变。正常的乳恒牙替换对恒牙粭的建立也很重要，乳恒牙替换障碍可导致多种错粭畸形。上颌前牙过早缺失或颜色变化，对美观影响很大，会给儿童心理带来不良影响。

重视口腔健康美观的态度和行为直接关系到儿童的口腔状况，足够的口腔健康知识能够大大降低儿童口腔疾病的患病率。有针对性地对儿童进行口腔健康教育，对不健康行为进行早期干预和纠正，是预防儿童口腔疾病发生的行之有效的重要途径，且对儿童颌面部的生长发育和美观极为有利（表11-1）。

**表 11-1　乳牙至恒牙期口腔美容保健**

| 年龄 | 口腔主诉问题 | 形成原因 | 健康美观标准 | 保健措施 |
|---|---|---|---|---|
| 3岁以前 | ①乳牙龋坏，变色、疼痛，影响进食<br>②牙齿迟萌或不萌<br>③牙齿大小、形态、异常<br>④唇腭裂<br>⑤发音不清 | ①很难自觉维护口腔卫生<br>②家长不重视乳牙保护<br>③食物过于精细，黏着性强，不利于牙齿清洁，口腔卫生不良<br>④睡眠时间长，唾液分泌量少，有利于细菌繁殖<br>⑤唇舌系带异常<br>⑥全身性疾病<br>⑦遗传因素<br>⑧个体发育 | ①乳牙列萌出正常，牙列完整<br>②牙齿颜色、形态、功能正常<br>③颌面部发育正常 | ①口腔健康宣教<br>②母乳喂养，指导家长掌握正确哺乳姿势<br>③建立合理的饮食结构<br>④控制蔗糖的摄入量和次数，戒除夜奶，养成良好的饮食习惯<br>⑤养成良好的口腔卫生习惯，家长帮助幼儿刷牙，使用含氟牙膏<br>⑥乳磨牙萌出即行窝沟封闭<br>⑦建立幼儿口腔健康档案，进行龋患风险评估<br>⑧治疗全身性疾病<br>⑨治疗唇腭裂，早期语音训练 |
| 3岁~6岁 | ①乳牙龋坏，变色、疼痛<br>②多生牙、牙齿大小、形态异常<br>③乳牙早失，影响进食<br>④前牙反粭<br>⑤唇腭裂<br>⑥发音不清 | ①多食软、甜食物或碳酸饮料<br>②食物过于精细，黏着性强，不利于牙齿清洁，口腔卫生不良<br>③乳尖牙磨耗不足<br>④牙外伤<br>⑤口腔不良习惯，如口呼吸、吮指、吮颊、咬唇、吐舌、舔牙、咬物、异常吞咽、偏侧咀嚼等<br>⑥肌肉功能异常<br>⑦唇舌系带异常<br>⑧全身性疾病<br>⑨遗传因素<br>⑩个体发育 | ①乳牙列完整<br>②牙齿颜色、形态、功能正常<br>③颌面部生长发育正常<br>④恒牙萌出正常 | ①口腔健康宣教<br>②建立合理的饮食结构，少进食过软过黏的食物，增加食物硬度，以刺激颌骨的正常生长发育<br>③控制蔗糖的摄入量和次数，养成良好的饮食习惯<br>④养成良好的口腔卫生习惯，家长帮助幼儿刷牙，使用含氟牙膏<br>⑤每3~6个月进行一次常规口腔检查，尽早发现问题，及时治疗龋坏牙齿，恢复牙齿的正常解剖外形<br>⑥第一恒磨牙萌出即行窝沟封闭<br>⑦纠正口腔不良习惯，必要时行早期或预防性正畸治疗，肌功能训练<br>⑧修整唇、舌系带<br>⑨治疗全身性疾病<br>⑩唇腭裂序列治疗，语音训练 |

续表

| 年龄 | 口腔主诉问题 | 形成原因 | 健康美观标准 | 保健措施 |
|---|---|---|---|---|
| 7岁～9岁 | ①乳恒牙龋坏、变色、疼痛<br>②乳牙滞留<br>③恒牙迟萌或不萌<br>④多生牙、牙齿大小、形态异常<br>⑤恒牙缺损、早失<br>⑥各类错𬌗畸形<br>⑦颜面部不美观 | ①多食软、甜食物或碳酸饮料<br>②口腔卫生不良<br>③乳牙早失、乳恒牙替换障碍<br>④牙外伤<br>⑤口腔不良习惯，如口呼吸、吮指、吮颊、咬唇、吐舌、舔牙、咬物、异常吞咽、偏侧咀嚼等<br>⑥肌肉功能异常<br>⑦全身性疾病<br>⑧遗传因素<br>⑨个体发育 | ①恒牙列萌出正常<br>②牙齿颜色、形态、功能正常<br>③颌面部生长发育正常<br>④恒牙萌出正常 | ①口腔健康宣教<br>②建立合理的饮食结构，少进食过软过黏的食物，增加食物硬度，以刺激颌骨的正常生长发育<br>③控制蔗糖的摄入量和次数，养成良好的饮食习惯<br>④养成良好的口腔卫生习惯，使用含氟牙膏刷牙<br>⑤关注乳恒牙替换及颌面部生长情况，每3～6个月进行一次常规口腔检查，尽早发现问题，及时治疗龋坏牙齿，恢复牙齿的正常解剖外形<br>⑥纠正口腔不良习惯，早期或预防性正畸治疗，肌功能训练<br>⑦龋坏高风险儿童行前磨牙窝沟封闭<br>⑧治疗全身性疾病<br>⑨唇腭裂序列治疗，语音训练 |
| 10岁～12岁 | ①恒牙龋坏、变色、疼痛<br>②乳牙滞留<br>③恒牙迟萌或不萌<br>④多生牙、牙齿大小、形态异常<br>⑤恒牙早失<br>⑥各类错𬌗畸形<br>⑦颜面部不美观 | ①多食黏、甜食物或碳酸饮料<br>②口腔卫生不良<br>③乳牙早失、乳恒牙替换障碍<br>④牙外伤<br>⑤口腔不良习惯，如口呼吸、吮指、吮颊、咬唇、吐舌、舔牙、咬物、异常吞咽、偏侧咀嚼等<br>⑥肌肉功能异常<br>⑦全身性疾病<br>⑧遗传因素<br>⑨个体发育 | ①恒牙列萌出正常<br>②牙齿颜色、形态、功能正常<br>③颌面部生长发育正常 | ①口腔健康宣教<br>②建立合理的饮食结构，少进食过软过黏的食物，增加食物硬度，以刺激颌骨的正常生长发育<br>③控制蔗糖的摄入量和次数，养成良好的饮食习惯<br>④养成良好的口腔卫生习惯，使用含氟牙膏刷牙<br>⑤关注乳恒牙替换及颌面部生长情况，每3～6个月进行一次常规口腔检查，尽早发现问题，及时治疗龋坏牙齿，恢复牙齿正常解剖外形<br>⑥纠正口腔不良习惯，正畸治疗<br>⑦第二恒磨牙萌出即行窝沟封闭<br>⑧治疗全身性疾病 |

### （二）老年人口腔美容保健

　　人到老年，由于口腔在生理功能和解剖形态方面产生退行性改变，容易患口腔疾病，因此老年人是口腔疾病发病率最高的人群，且保健意识相对薄弱，口腔病情较复杂。但是只要老年人积极预防和治疗口腔疾病，还是能维持良好的口腔健康状况。现在，越来越多的老年人开始注重生活品质，与青年人一同关注并追求颌面部的美观，心理学家也认为，老年人恰当而适宜地修饰与美容，会给他们带来青春与活力，使他们感到年轻，从而给老年人带来愉悦感和满足感，对促进其健康、延年益寿很有益处。

1. 预防和治疗牙周疾病　牙周疾病是中老年人丧失牙齿的主要原因，每天早晚使用保健牙刷有效刷牙，使用牙线、牙间隙刷，每6个月进行一次口腔检查和牙周洁治，清除牙结石和牙菌斑，治疗牙周疾病，保持牙周组织健康。

2. 修复缺损或缺失牙齿　牙齿缺损或缺失要及时进行修复治疗。前牙的缺损或缺失对颜面部美观影响极大，而且牙齿缺失又长期得不到修复，会造成缺牙间隙邻近牙齿向缺牙侧倾斜，对颌牙齿伸长移位，给将来的修复造成困难，同时也给日常生活带来不便。

3. 预防根面龋　牙龈退缩，牙根暴露后，根面易发生龋坏。可选用含氟牙膏刷牙，定期检查，早发现，早治疗。

4. 减轻牙齿磨损　牙齿磨损会导致牙体硬组织不同程度的缺损，随着磨损的加重，可引起牙髓暴露。牙齿磨损后由于牙体硬组织的丧失，面下1/3明显缩短，出现衰老面容。减轻牙齿磨损，需要纠正口腔不良习惯，治疗错𬌗畸形，磨损严重者可进行充填或修复治疗。

5. 重视牙本质过敏　牙釉质磨损，牙本质暴露，会出现对冷、热、酸、甜敏感的症状，影响日常进食。可以使用脱敏牙膏刷牙，或到医院进行脱敏治疗。

6. 充填楔状缺损　长期使用硬毛的大头牙刷横刷，经常食用酸性食物，有胃病经常反酸等容易造成牙齿楔状缺损。可以选用保健牙刷，采用巴氏刷牙法，少吃酸性食物，治疗胃病。在进行充填治疗时，尤其是前牙充填宜采用与牙齿颜色接近的充填材料，避免影响美观。

7. 防治口腔癌　50~60岁是口腔癌发病率最高的年龄组。口腔癌的发生与吸烟、嚼烟叶、嚼槟榔、放射线、饮酒、局部刺激及遗传等因素有关。防治口腔癌需要戒除烟酒，不嚼烟草和槟榔，不吃过烫或有刺激性的食物，处理残根、残冠、磨平锐利的牙尖，去除口腔不良修复体。

### （三）妊娠期妇女口腔美容保健

长期以来，我国孕产期保健内容很少涉及口腔美容保健。但口腔疾病会影响孕妇进食、睡眠，导致精神焦虑；口腔局部感染还容易导致或加重其他全身疾病，致龋菌在母婴间的传播与胎儿宫内感染、胎儿畸形、早产、出生体重低具有相关性。妊娠期妇女的口腔问题主要为龋齿和牙龈炎，其中牙龈状况不良不仅给日常生活带来不便，也会严重影响妊娠期妇女的口腔美观。

1. 预防龋齿　妊娠期妇女是龋齿的高风险人群，妊娠呕吐、妊娠期饮食结构改变、进食次数增多以及妊娠后放松口腔卫生的维护增加了龋齿的易感性。妊娠早期及晚期存在流产及早产的风险，不能及时进行龋齿治疗。因此，妊娠期妇女要特别加强对龋齿的预防。

2. 治疗牙龈炎症　妊娠期牙龈炎的患病率随着妊娠时间的延长而升高，妊娠期牙龈炎的发生与孕妇口腔卫生措施及妊娠前牙龈状况有关。妊娠期间，孕妇体内黄体酮的水平大大增高，使牙龈组织中的毛细血管扩张、血管渗透性增加，炎症细胞和液体渗出增多，导致牙龈肿胀，还有部分孕妇会发生牙龈增生，甚至妊娠性牙龈瘤，不仅影响日常生活，也会影响美观。所以，在妊娠期间，孕妇应该比平时更注意保持口腔清洁，选择软毛牙刷，避免伤及牙龈，并使用牙线清洁邻间隙，每次进餐后及时清除口腔内的食物残渣。妊娠期牙龈炎及牙龈瘤可能会随着妊娠结束而自行消退，也有极其严重的妊娠期牙龈瘤需要手术切除，但一般不主张在妊娠期使用药物。所以女性在怀孕以前应该进行口腔检查,提前去除致病因素。

**(四)残疾人口腔美容保健**

残疾人也有追求美的权利,但其口腔的健康美观问题很少被关注。在日常生活中,预防口腔疾病和口腔感染是维护残疾人口腔健康美观的关键,而且相较口腔疾病治疗,残疾人的口腔保健相对容易实现。

1. 家庭口腔卫生保健 对于自理能力差的残疾人,至少应帮助其每天彻底清洁口腔一次,最好在睡前进行。清洁口腔的方法和用具的选择根据残疾的程度和配合能力决定。

2. 早期口腔卫生指导 从低龄儿时期开始进行功能训练和口腔卫生指导,养成良好口腔卫生习惯。

3. 常规预防 使用窝沟封闭剂预防龋齿,应用原则同正常儿童。严格控制蔗糖的摄入量和次数。

4. 定期口腔检查 每半年到一年做一次口腔检查,发现问题及时处理。

 **小 结**

口腔保健对容貌美学非常重要,健康口腔是容貌美学不可或缺的一部分,口腔保健不仅对颌面部生长发育有积极影响,还可以减缓颌面部衰老。牙齿和牙龈的美观均可以从颜色、形态、健康等方面进行评估。常用的口腔美容保健方法对维护口腔的健康美观很有帮助,特殊人群的口腔美容保健方法各有特点。但需要注意的是,保健并不能代替治疗,对已经发生的口腔疾病要采取相应的治疗措施。

（周 芳）

**思考题**

1. 口腔保健对颜面部美观有什么作用?
2. 牙齿健康美观的标准有哪些?
3. 常用口腔美容保健方法有哪些?
4. 简述替牙期儿童口腔美容保健措施。
5. 简述老年人口腔美容保健措施。